河南中医药大学传承特色教材

中药理论专论

（供中药学专业用）

主编　朱建光

中国中医药出版社
·北京·

图书在版编目（CIP）数据

中药理论专论/朱建光主编 . —北京：中国中医药出版社，2020.7
河南中医药大学传承特色教材
ISBN 978 - 7 -5132 -6195 -1

Ⅰ . ①中… Ⅱ . ①朱… Ⅲ . ①中药理论 - 中医学院 - 教材 Ⅳ . ①R28

中国版本图书馆 CIP 数据核字（2020）第 060976 号

中国中医药出版社出版
北京经济技术开发区科创十三街 31 号院二区 8 号楼
邮政编码 100176
传真 010 - 64405750
河北省武强县画业有限责任公司印刷
各地新华书店经销

开本 787 × 1092 1/16 印张 10 字数 218 千字
2020 年 7 月第 1 版 2020 年 7 月第 1 次印刷
书号 ISBN 978 - 7 -5132 -6195 -1

定价 39.00 元
网址 www.cptcm.com

社 长 热 线 010 - 64405720
购 书 热 线 010 - 89535836
维 权 打 假 010 - 64405753

微信服务号 zgzyycbs
微商城网址 https://kdt.im/LIdUGr
官方微博 http://e.weibo.com/cptcm
天猫旗舰店网址 https://zgzyycbs.tmall.com

河南中医药大学传承特色教材

编审委员会

河南中医药大学传承特色教材

《中药理论专论》编委会

主　编　朱建光（河南中医药大学）

副主编　谢治深（河南中医药大学）

　　　　王　辉（河南中医药大学）

　　　　袁培培（河南中医药大学）

　　　　朱翠玲（河南中医药大学）

编　委（以姓氏笔画为序）

　　　　方丽君（河南中医药大学）

　　　　毛　静（河南中医药大学）

　　　　李亚敏（河南中医药大学）

　　　　李连珍（河南农业大学）

　　　　李玲玲（河南中医药大学）

　　　　吴延娆（河南中医药大学第一附属医院）

　　　　宋　宁（河南中医药大学）

　　　　林志健（北京中医药大学）

　　　　赵建平（河南中医药大学）

　　　　高　改（河南中医药大学）

　　　　崔　璨（河南中医药大学）

　　　　薛淑娟（河南中医药大学）

前　言

教育部和国家中医药管理局《关于医教协同深化中医药教育改革与发展的指导意见》（教高〔2017〕5 号）中指出："改革中医药课程体系：推进中医药课程内容整合与优化，构建以中医药传统文化与经典课程为根基，以提升中医药健康服务能力为导向的课程体系。"2019 年 10 月发布的《中共中央 国务院关于促进中医药传承创新发展的意见》中指出，要改革中医药人才培养模式，强化中医思维培养，改革中医药院校教育。在此背景下，河南中医药大学总结近十年来仲景学术传承班和中药传承班的办学经验，进一步优化培养方案和课程体系，同时进行相关学术传承特色教材建设，组织编写传承特色系列创新教材。

本套教材共计 16 种，分别为《中医训诂学》《中医文化学》《国学经典导读》《仲景方药学》《仲景辨治学》《仲景经方案例导读》《仲景学术历代医家研究与传承》《本草名著选读》《中药理论专论》《经典中成药》《中药药剂学》《中药炮制学》《中药资源与栽培》《中药鉴定学》《中医方药学》《中医理论基础》。该系列教材主要配套仲景学术传承班和中药学术传承班教学使用，同时适合中医、中药类相关专业研究生及医学爱好者学习，也可作为中医药教学、医疗研究人员的参考用书。

在编写过程中，我们参考了其他高等中医药院校相关教材及资料。限于编者的能力与水平，本套教材难免有不足之处，还要在教学实践中不断总结与改进。敬请同行专家提出宝贵意见，以便再版时修订提高。

河南中医药大学传承特色教材编审委员会
2020 年 4 月

编写说明

当前，中医药振兴发展迎来天时、地利、人和的大好时机，人才是继承好、发展好中医药事业的根本，而中医药高等教育是中医药人才培养的主渠道。传承精华、守正创新为中医药事业发展提供了根本遵循，强化中医药理论研究和应用为中医药创新发展提供了方法和路径。

中药的发现和应用与中医一样历经千载，中药的传承创新发展与中医一样历久弥新，中药的理论体系和思维方法与中医一样丰富独特。中医与中药共同构成中医药理论体系，二者各有侧重，互为依存，相互促进，缺一则难言中医药理论体系。然而，无论是业内、业外，专家、学者，教师、学生，言中医理论体系、中医思维者多，论中药理论体系、中药思维者寡，加之在中医药现代化进程中，中药研究的思路与方法受西医药研究方法和手段影响较大，中药的特色和优势日渐式微。作为中药学教育教学工作者，我们深感责任重大，尤其是中药类专业人才培养，如何坚持传承精华、守正创新，如何强化中医药理论研究和应用，如何培养中医药和科学双思维，这些问题值得思考。我们认为应从大处着眼，提升对中药理论体系认识，加强中药理论基础研究，强化中药理论体系运用，更应从小处着手，拟构中药理论体系框架，编写中药理论专论教材，深化中药理论教学改革。

鉴于此，我们不揣谫陋，编写《中药理论专论》一书。本教材以现行《中药学》教材为基础，尝试对中药理论体系的整体性、系统性、独特性进行梳理。全书分为本草发展史、中药采制理论、中药性能理论、中药配伍理论四章。其中第一章由朱建光、王辉、李玲玲、吴延娆、方丽君编写，第二章由袁培培、李连珍、赵建平、宋宁编写，第三章由谢治深、崔璨、毛静、高改、李亚敏、朱翠玲编写，第四章由薛淑娟、林志建编写。由于时间仓促、编者水平有限，不足之处在所难免，恳请大家多提宝贵意见，以利今后不断完善、提高。

《中药理论专论》编委会

2019 年 10 月

目 录

第一章　本草发展史

　　本草学是中医药学中极其重要的组成部分，它是我国各族人民为保障健康与繁衍，在长期的生活、临床实践中的劳动创造与智慧的结晶，有着十分悠久的历史。古代通称这一学科为"本草"，这主要是因为它所研究的对象虽然包括矿物、植物、动物以及某些制成品，但多以植物为主。这些药物以中医药理论为指导用于临床，有其独特的应用形式，从中也深刻反映了中国历史、文化和自然资源等若干特点。因此，近代在西方化学药品及其理论传入中国后，由于中西药之间有明显的差异，人们便不得不逐渐把中国传统药物称为"中药"，本草学也多相应地称为中药学。本草学、中药学，尽管两者的含义和范围有所不同，但主要都是研究药物的来源、采收、性状、炮制、药性、功能、主治及配伍应用等内容的一门学科。其中又以药性、功能、主治及配伍应用为主体。随着现代科学的发展，本草学的研究又增加了药材鉴定、化学成分、药理及制剂等多方面的内容。

第一节　秦以前的药物知识

　　长期的生活、生产实践过程中，人们先后发现了植物药、动物药和矿物药。通过与疾病的长期抗争人们积累了丰富的临床经验，药物品种日渐增多，药物知识逐步丰富，为秦汉时期中国本草学的首次总结和基础理论的初步形成奠定了基础。

一、药物知识的萌芽

　　关于药物起源的传说颇多。《淮南子·修务训》谓："神农……尝百草之滋味，水泉之甘苦，令民知所避就。"另外，《通鉴外记》《路史》等古籍也有类似记载，并涉及黄帝、岐伯、雷公等传说人物。其中流传较广和影响较大的是关于"伏羲氏"和"神农氏"的传说，在一定程度上反映了药物起源的真谛，表明药物的发现与原始农业、畜牧业有着十分密切的关系。值得注意的是，不少传说中都有诸如"尝百草""尝味草木"等记载，生动形象地概括了人们认识药物的实践过程。

　　人类最先发现的药物是植物药。1973年考古工作者从处于母系氏族社会的河姆渡遗址中发掘出很多植物标本，除各种树外，还有可供食用的菱角、酸枣和芡实，并发现了人工采集的樟科植物的叶片堆积，说明河姆渡人可能知道上述植物无毒，可供食用。

　　动物药是继植物药之后发现的。通过渔猎活动，人类能够获得较多的肉类食物。经过漫长实践，人们便掌握了一些动物脂肪、血液及内脏等器官组织的作用及临床应用。

原始社会末期，随着采矿和冶炼时代的到来，人们逐渐发现了矿物药，如通过煮盐发现了盐水明目、通过冶炼知道硫黄壮阳。总之，人类经历了长期无数次尝试以后，不断地发现了植物药、动物药和矿物药的治疗作用，这就是药物知识的起源。

文字出现之前，药物知识的传播方式是口耳相传。进入奴隶社会，开始有了文字，如甲骨文、金文。最早的"药"字，出自数千年前古钟鼎类铜器上之铭文（即金文）。西周以后，"药"字的使用逐渐增多，如《尚书》有"若药弗瞑眩，厥疾弗瘳"；《易经》有"无妄之药不可试也"；《礼记》有"医不三世，不服其药"；《周礼》还有"医师掌医之政令，聚毒药以供医事"的记载。

二、药物知识的初步积累

现存先秦文献中，最早涉及药物的书籍是诗歌总集《诗经》。该书收录了338种动植物，其中记载的植物药达50余种，共有100余种药物为后世本草著作所收载。记载古代名山大川及物产的著作《山海经》，收录药物更多，并且指出了药物的产地、功用和性质，可以称为最早记载药物功用的古籍。一般认为，《山海经》所收载的药物中，有动物药67种，植物药52种，矿物药3种，水类1种，另有不详类属者3种，合计126种。《山海经》之后，战国早期医书《五十二病方》，是考察先秦药物发展的珍贵史料，所载药物已达247种，包括矿物21种，草51种，木29种，果5种，谷15种，菜10种，待考植物药5种，禽6种，兽23种，鱼3种，虫16种，器物30种，另有后世所称人部药9种，泛称药和待考药24种。可见最迟至战国时期，药物知识的积累已初步形成。

通过长期用药实践，人们对一些基本的药物知识逐步掌握，这在西周至战国时期的某些文献典籍中可以反映出来。《周礼·天官·疾医》载有："以五味、五谷、五药养其病。"根据汉代郑玄所注，"五药"乃"草、木、虫、石、谷"五类药，这可能是对药物做出的最早分类与归纳。而"五味"之说，不仅是味觉尝试的结果，它已与五行学说联系起来，《管子》甚至将五味五脏相配属。

这一时期，关于药物产地、用法、剂型、剂量、炮炙及采收季节等，已受到人们的关注。从《周礼·天官》关于"医师掌医之政令，聚毒药以供医事"的记载看，当时药物的供给已有专人负责。"毒药"之谓，是对药物之泛称，反映了人们对"药"与"毒"的早期认识及谨慎用药的史实，与今日所言"毒"不尽相同。凡此都为秦汉时期药物知识的首次总结创造了必要的条件。

酒的酿造源远流长，可能远在原始社会末期，人们就已从野果与谷物的自行发酵中得到了启示。通过考古，人们发现新石器中期，就已开始酿酒。新石器时期末的龙山文化时期，谷物酿酒有了进一步发展。商代农业生产较发达，甲骨文中载有多种农作物。农产品的不断增多，为酿酒业的发展提供了物质基础，从此谷物酿酒更为普遍。

甲骨文和金文中都保存了许多有关殷王室以酒祭祀祖先的记载。考古工作者还在郑州二里岗、河北藁城台西村商代中期遗址中相继发现了酿酒遗迹。商周时期的青铜器中有许多是属于专用酒器，殷人好酒的习俗已被人们所熟知。酒在医疗上的应用是古代人类的一项重大发明。酒是常用的溶剂，能"通血脉""行药势"，后世常用酒来加工炮制药物。酒对外感风寒、劳伤筋骨等病具有一定治疗作用。后来人们从单纯用酒治病发展到制造药酒。

复方与单味药有别，是选择两味或两味以上的药物配制而成。复方的出现不仅完成了由生药到熟药、由单味药使用到多味药使用的转变，而且具有增强药效、减少毒副作用等优点。

人类不断积累药物知识的同时，对食物在维持人体生命活动和防病治病中的作用的认识逐渐加深。如战国时名医扁鹊认为"安身之本，必资以食""不知食宜者，不足以存生也"。随着农副产品的增多和烹调技术的进步，食疗、食养开始受到人们的重视。根据《吕氏春秋》记载："调和之事，必以甘酸苦辛咸，先后多少。"可见当时对饮食调理、饮食宜忌等具有一定的认识。

春秋时期，食疗、食养迅速发展。孔子在《论语·乡党》中记载到，"鱼馁而肉败不食，色恶不食，臭恶不食，失饪不食，不时不食，割不正不食，不得其酱不食，肉虽多不使胜食气，唯酒无量不及乱"，较全面地概括了当时士大夫阶层对饮食讲究的情况，其中不乏科学之谈。《周礼·天官》更分医为四，食医名列榜首，"掌和王之六食、六饮、六膳、百馐、百酱、八珍之齐"，并就四时饮食之宜忌、调味、食用方法及饮食配伍等作了具体说明。可见，食疗和食养早在先秦时期就有了初步的经验积累。

第二节　秦汉时期

先秦时期之百家争鸣，对我国医学思想和医学理论产生了一定程度的影响，如阴阳说和五行说经过引进和演化，最终成为了中医学的指导思想和理论基础；炼丹术也为我国化学制药的兴起开创了先河。

秦以来，药物知识更加丰富，药物理论基本形成，已经出现本草专著，有了与中医理论密切相关的本草专门学问，实现了我国本草学的首次总结，产生了我国现存最早的本草学著作《神农本草经》。该书总结了战国以来数百年的用药经验，为后世本草学的发展奠定了基础。另外，东汉时期炼丹术的兴起引发化学药物的炼制和使用，食疗、食养取得的明显进步，从不同侧面反映了我国本草学的丰富内涵，为魏晋南北朝时期本草学的发展奠定了基础。

一、本草学的形成

根据文献考证，西汉晚期以来出现了以"本草"二字代称药学。《汉书·平帝纪》载："征天下通知逸经、古记、天文、历算……方术、本草及以五经、论语、孝经、尔雅教授者，在所为驾，一封轺传，遣旨京师，至者数千人。"《汉书·游侠传》也载有："楼护（西汉学者），字君卿，齐人。父世医也，护少随父为医长安，出入贵戚家。护诵医经、本草、方术数十万言，长者咸爱重之。"可见，本草书籍或文献，在当时应该说是存在的，诵读并通晓本草的学者已决非个别人。

（一）本草专著的问世

西汉初年名医淳于意从业师公乘阳庆处所得《药论》一书，是我国最早的本草专书，该书已散佚。根据淳于意《诊籍》，可看出药疗正逐渐取代针灸而成为医者治病的主要手段。西汉元帝时黄门令史游所作《急就篇》和1972年在甘肃武威汉墓出土的92枚医药简牍，人称《治百病方》。《急就篇》是古代小学诸书之一，是经学重要组成部分，其中医药资料除述及解剖、生理、病名和治疗外，药物也是重要内容之一，共收药物35种，其多数药物皆载于《神农本草经》。《治百病方》是记载医方的竹木简，共涉药名100余种，其中80种见于《神农本草经》，且有其他本草学内容可供研究。应予以重视的是《神农本草经》（约成书于东汉初年），堪称我国现存最早的一部本草专著。该书的问世，标志着我国本草学已开始走上系统化、理论化的道路。

（二）本草理论的基本形成

秦汉时期中医学理论体系初步形成，药物治疗已取代针灸治疗而占据主要地位。在总结以往用药经验的基础上，进一步对本草著作专门研究对中医药学发展很有必要。东汉以来《治百病方》已能根据不同病情，分别以白蜜、猪脂、乳汁等作赋形剂，制成多种剂型的复方。其制药法有"皆㕮咀""煎之三沸药成""鸡子黄入药"等。给药法可分酒饮、米汁饮、酢浆饮等内服法和敷目、塞鼻、塞耳、灌鼻、指摩、涂之等外用法两大类。同时认识到不同的给药时间会对药效产生某种影响，因而有"宿毋食""旦饮""暮吞"等区别，并有忌荤菜、酒辛、鱼、肉、房事等服药禁忌。《伤寒杂病论》所体现的用药理论更趋深入。该书重视药物炮炙、煎法和服法，并根据不同病情创制多种内服、外用的剂型；炮炙方面有炮、炙、熬、煎、去节、去公、去皮尖、去芦、壁、水渍及烧存性等；剂型有汤、丸、散、酒、栓等剂型，还有洗、浴、熏、滴耳、灌肠、含化等给药途径，并提出应据药性差异，分别采用先煎、后入、绵裹、泡汁、烊、冲等煎药法，其煎药溶剂一般用水，有时也用酒、醋，并能根据患者体质、病变部位、病情轻重、病程长短以及脏气盛衰等具体情况，分别采用"平旦服""空心服""先食温服""分温再服""顿服""一日三服""日三夜一服"等不同服法；另对药物剂量，已知用同样药味组成的方剂，由于主药或各药间剂量的不同，就会使治疗作用和君臣佐使的组合发生变化。

二、《神农本草经》的问世

秦汉之际，文献记载的药物明显增多，西域药材不断输入内地，少数民族、边远地区及南海一带的药物也逐渐为内地医家所采用，加之临床医学的发展，对本草学的发展具有重要的促进作用。《神农本草经》（简称《本经》）正是在这样的历史背景下对我国本草学进行了早期总结。

（一）作者与成书年代

《神农本草经》之书名最早见于梁代阮孝绪的《七录》，其成书的年代，有谓战国时代，有说秦汉之际，还有人主张成于东汉时期。从该书的具体内容看，与《黄帝内经》相似，并非出于一时一人之手笔，是秦汉以来许多医药学家不断搜集各种药学资料，于东汉时最终整理加工成书的。时间方面其上限不会早于西汉太初元年，下限不会晚于东汉时期。

《神农本草经》原书于唐末宋初散佚，现在所见的传本，是后人根据《太平御览》《证类本草》《本草纲目》诸书所引《神农本草经》的原文辑复而成，如1616年明代卢复的辑本，1799年清代孙星衍、孙玛翼的合辑本，1893年的颜观光辑本和1854年日人森立之辑本等，其中，以孙氏叔侄的合辑本较为完善，流传较广。

（二）《神农本草经》的主要贡献

《神农本草经》在本草发展史上的主要贡献表现在：首先，为后世本草专著确立了基本编写体例，如"序录"在前，主要简述本草学基本理论；序列之后，运用三品分类法对药物进行归纳分类。全书基本分为总论和各论两大部分，每味药之下，依次罗列药名、性味、毒性、主治、别名、生长环境等内容，少数药物还列有炮炙、质量鉴定等内容，《神农本草经》的编写体例为后世撰写本草著作所沿用。其次，为秦汉以后我国本草学的全面发展奠定了基础。所载药物365种，包括植物药252种，动物药67种，矿物药46种，多数为临床常用药物。所述药物性能与主治，大多为千百年临床实践和现代研究所证实，如黄连治痢、麻黄定喘、当归调经、乌头止痛等。其根据药物的性能和使用目的将药物分为上、中、下三品。上品120种，无毒，大多属于滋补强壮之品，如人参、地黄、大枣等可以久服；中品120种，无毒或有毒，其中如当归、龙眼等，能补虚扶弱，黄连、麻黄、白芷等能祛邪疗病；下品125种，有毒者多，能祛邪破积，如乌头、巴豆、大黄等，不可久服。这种分类法与药物的功能分类较接近。"序录"简要提出了"药有酸、咸、甘、苦、辛五味，又有寒、热、温、凉四性及有毒、无毒""疗寒以热药，疗热以寒药，饮食不消以吐下药……各随其所宜"等基本理论及用药原则，并总结出"药有君臣佐使""有单行者，有相须者，有相畏者，有相恶者，有相反者，有相杀者"等药物配伍关系。为确保药物质量，还提出要注意药物产地、采集时间、方法和辨别真伪陈新。对药物剂型，强调"并随药性，不可违越"，使用毒药主张从小剂量开始，继随病情发展而递增，"取去为度"，服药时间须因病而异，即按病位所在，确定在食前、食后或早晨、睡前服药。《神农本草经》本草理论的内容，对后世临床用药具有重要指导意义，其影响极为深远。

《神农本草经》为我国现存最早珍贵的药学专著，从本草学基本知识和理论、编撰体例和内容安排来看，具有一定的科学性、系统性和开创性，因此一直被奉为本草学经典著作，堪称集东汉以前本草学之大成。

后世许多本草名著如《本草经集注》《新修本草》《开宝本草》《证类本草》《本草纲目》等，均是在《神农本草经》基础上经充实、拓展而成。《神农本草经》所载大部分药物是现代临床常用药物及中药研究的重点药物，直到今天仍是学习中医中药的重要参考书。

由于历史的局限性,《神农本草经》不可避免地存在一些观点性和知识性的问题,如称朴硝"炼饵服之,轻身神仙",泽泻"久服能行水上"等,对后世本草学的发展起着消极作用。另外,受"天人合一"思想的局限,以"三百六十五"的定数收载药物,而使不少本该收集的药物未能入录。

三、本草学家

秦汉时期主要的医药学家有:公乘阳庆,西汉时医家,临菑(今山东淄博)人,淳于意之业师,曾将所藏多种医药书籍,包括我国最早的本草专书《药论》,授予淳于意。淳于意,约生于公元前215年,卒年不详,曾任齐太仓长之职,故又被称为仓公或太仓公,临菑人,初师公孙光,继投公乘阳庆,为两汉时期唯一见于正史记载的医药学家。《史记·扁鹊仓公列传》记载有淳于意治案25例,当时称为《诊籍》。每案备载患者姓氏、起居、性别、职业、病理、诊断、治疗及预后等,堪称我国现存最早见于文献载录的医案。张仲景,约生于150年,卒于219年,名机,南郡涅阳(今河南南阳邓州)人,是汉代贡献最大的临床医学家,著有旷世医学名著《伤寒杂病论》,即现今流传的《伤寒论》和《金匮要略》两部著作。华佗,生年不详,卒年为208年,沛国谯(今安徽亳县)人,东汉时杰出医学家,精通内、外、妇、儿、针灸各科,以外科著称。制成"麻沸散"行剖腹术,开创了全身麻醉手术的先河。

第三节　三国、两晋、南北朝时期

三国、两晋、南北朝时期,医药学有了显著的进步。随着临床医学的发展,许多著名医家和综合性与专科性医籍逐渐出现,对本草学提出了更高要求。成书于东汉时期的《本经》由于自身的局限,加之反复传抄而致舛误缺失,已不能代表当时不断发展的本草水平。该时期涌现出《吴普本草》《名医别录》《本草经集注》《炮炙论》等本草著作,药物炮制成为本草的分支学科,炼丹术与金石药的发展,促进了本草学术水平进一步发展和提高,尤其是以《本草经集注》为标志的综合性本草编写模式的确立,为后世本草学家提供了仿效的蓝本和扩展基础。

一、本草文献

汉代以后,药学知识及用药经验逐渐丰富,经过医药学家的整理与总结,许多本草著作面世。这些本草各具特色,从不同角度丰富发展初期的本草学,在药物来源、药材鉴别、药物种植等方面开创本草编写之先河,进一步促进了本草学的发展。

(一)《吴普本草》

现存《吴普本草》资料中,记载有药物别名、性味、毒性、主治功能、产地、植物形态、采集加工及配伍等,内容十分丰富,引证广泛,共有神农、黄帝、岐伯、雷公、桐君、扁鹊、医和、李氏及《一经》等九家之言。该书在《本经》的基础上,使药学进一步发展，对后来综合本草的确立起到了继往开来的作用。由于该书有特殊的学术与文献价值，颇受后人的重视。该书由尚志钧重辑，共有药物231种，分为玉石、草木、虫兽、果、菜、米食等6类。

（二）《名医别录》

《名医别录》，简称《别录》。陶弘景著《本草经集注》使用"魏晋以来，吴普、李当之等更复损益"的《本经》，辑入《本草经集注》，称为"名医副品"，即今所称之《名医别录》。由此可知，《名医别录》指汉魏两晋诸名医的药学资料。现在所见附于《本经》条文之后的"别录"文，是经过陶弘景最后整理定型的。

陶弘景选录《名医别录》新增药物的365种，《别录》补充、订正的《本经》药物365种，共730种，均载入《本草经集注》。这些并非《别录》全部药物，其后的《新修本草》《海药本草》《四声本草》《本草拾遗》及其他有关书籍不断载有新出现的《别录》药物或条文。根据今人尚志钧整理辑校，其实际载药数目为745种。《别录》对药物的记述基本同于《本经》，新增了大量药物，充实和发展了《本经》已有药物的效用，所载药物功效、主治较实用。此外，还补充了药物所产郡县、采集时期及加工方式等，《别录》以其丰富的内容在本草史上有着重要的地位。

（三）《本草经集注》

《本经》经过三国、两晋到南北朝时，多所散失、传讹与错简，陶弘景所见已是"三品混糅，冷热舛错，草木不分，虫兽无辨，且所主治，互有得失，医家不能备见"，陶弘景对此进行了整理和研究，著成《本草经集注》。

《本草经集注》成书年代无确切记载，全书载药种数"以神农《本经》三品合三百六十五为主，又进名医副品亦三百六十五，合七百三十种"，分为7卷。其序录中，首先回顾本草学发展，对《本经》序录条文加以注释、发挥，并揭示当时药材伪劣事例，补充大量药物采收、鉴别、炮制、制剂及合药取量等方面的理论和操作原则；创立"诸病通用药"，在前人的基础上撰成"解百药及金石等毒例""服药食忌例""凡药不宜入汤酒者""诸药畏恶七情表"等，丰富了临床用药内容，增强了对临床用药的指导。对药物部分，首创按自然属性分类的方法，将药物分为玉石、草木、虫兽、果、菜、米食6类及"有名未用"者。在各类中，又结合上、中、下三品分类安排药物。由于《本草经集注》一书是在《本经》的基础上补入《别录》作为主体的，故各药首列《本经》《别录》条文，其下的注文则由《雷公药对》和陶弘景注释组成，广泛涉及药物各方面的知识，记述药物的生长、产地、形态、药材采收及真伪优劣鉴别等。

《本草经集注》为了保持文献的原貌，用朱写《本经》，墨写《别录》，用小字写注文的方式。对于药性，又以朱点为热，墨点为冷，无点为平。《本草经集注》的问世，也标志着综合性本草模式的初步确立，对后世本草学的发展有着深远影响。该书佚于北宋，基本内容被《新修本草》所辑录。

二、本草学术

(一) 生药学知识

从《本经》问世到《本草经集注》成书的数百年间，本草学增补了许多药物，药性理论进一步充实，尤其引人注目的是对生药学的研究。

中药主要为天然物品，其品种来源、产地、采收等生药学知识和性能、效用，均为本草学应该研究内容。而《本经》记述药物的项目偏重于临床效用，生药知识较少，影响了本草学术的完整性。魏晋以后诸家开始吸收地学、生物、农学及文学等学科成果，在生药学方面进行认真研究和补充。

1. 药用植物和药材的鉴别　关于生药知识的最早记载见于《桐君采药录》。曰："说其花叶形色。"吴普、陶弘景比较重视原植物的生长、形态和药材的描述，如《吴普本草》言玄参"二月生，叶如梅毛，四四相值"；木防己"如葛茎，蔓延如芁，白根，外黄似桔梗"。陶弘景对若干品种进行了比较和鉴定，如《本经》认为独活一名为羌活，致使两者相混，陶弘景指出"羌活形细而多节，软润，气息极猛烈""独活色微白，形虚大"。

当时之所以如此注重生药知识，除受植物学发展影响外，直接原因是医药人员逐渐分流后，"众医都不识药，唯听市人。市人又不辨究，皆委采送之家。采送之家，传习造作，真伪好恶并皆莫测"，严重影响临床疗效，使医家"疗病不及往人"。

该时期虽未能对全部品种进行描述，有的描述十分粗略，仍能使许多药物的识别有了一定依据，对保证药物来源的正确性起到了积极作用，对后世药学的发展也具有深远的影响。

2. 产地　《别录》记述了药物产地，如记载人参"生上党及辽东"、麻黄"生晋地"、黄连"生蜀郡"、当归"生陇西"、阿胶"生山东"等。其记载的药物产地，至今仍是许多优质药材的道地产区。这对保证药材的优良品质、促进道地药材的形成是一大进步。

《本草经集注》记述了产地重要性，如序录曰："诸药所生，皆的有境界……江东以来，小小杂药多出近道，气力性理不及本邦。假令荆、益不通，则全用历阳当归，钱塘三建，岂得相似？"同一药物因产地不同，其性能并不相等。

3. 采收时节　魏晋时药物采收经验比较丰富，《别录》对大多数药物记载了采收时节，如根、根茎和块根类药材，一般在二三月或九十月采；全草入药者，如泽兰、萹蓄、艾叶等，大多要求在春夏之交收集；花果类药物则各随其开放或成熟时采摘，如菊花九月采、蒲黄四月采、栗九月采、覆盆子五月采等。至陶弘景《本草经集注》进而将这些经验加以总结，认为根类药宜在春秋季采，因"春初津润始萌，未冲枝叶，势力淳浓故也；至秋枝叶干枯，津润归流于下。今即事验之，春宁宜早，秋宁宜晚。花实茎叶，乃各随其成熟尔"，这些论述深含科学道理，其采收原则一直为人们所遵循。

4. 炮制　魏晋以后，药物炮制也有较大发展，在本草中不仅记述炮制方法，还注意阐明其炮制的目的，如《别录》谓石韦"用之去黄毛，毛射人肺，令人咳"。陶弘景《本草经集注》进一步对炮制的操作方法详加记录，如对某些植物枝干或其皮部药材之去皮，改为削去其上"虚软甲错处"；炮附子、乌头"皆塘灰中炮令微坼"。

刘宋时，我国第一部炮制专书《雷公炮炙论》，在总结当时炮制经验的基础上，吸收道家炼丹术的部分制药方法整理而成，标志着本草分支学科炮制学的诞生。《雷公炮炙论》收载了约300种药物的炮制经验，新增伏、飞、煨、焙等方法。与前人已有炮制法相比，书中对炮制辅料更为考究，如浸分为水浸、盐水浸、蜜水浸、浆水浸、药汁浸、酒浸、醋浸、米泔汁浸。有不少品种的炮制方法是合理的，如淫羊藿羊脂炙、厚朴姜汁炙、茜根勿犯铁等，一直沿用至今。尤其是先辨真伪，然后着手炮制以及对制药时间、辅料用量方面力求具体的做法，是十分可贵的。

（二）药性理论

与《本经》相比较，这一时期的药学理论，得到了进一步充实和提高，给后世医药学以巨大的启示。

1. 性味　《本经》较重视四气五味药性理论，在序列中有总结性的阐述，并为多数药物标定了性味，少数药物出现了缺漏，如木香、蘦、芫荑、石南诸药，只有药味而缺药性；赤小豆、桑耳等，则性味全无。其后，《别录》对此进行补充，使之完善。

有些药物，虽然性味兼备，但并不可信，甚至"冷热舛错"，甘苦误书。对此《别录》进行了认真修正，如羚羊角，《本经》定为"咸，温"，《别录》改为"苦，微寒"；附子，《本经》定为"温"，《别录》改为"大热"；黄芩，《本经》定为"平"，《别录》改为"大寒"等。

前面已经提到，早期尚有一些与《本经》同时或稍晚问世的本草著作，对同一药物性味的认识，颇多分歧。如麦门冬，《吴普本草》云："神农、岐伯：甘，平；李氏：甘，小温。"人参，《本经》认为"甘，微寒"，《吴普本草》云："神农：甘，小寒；桐君、雷公：苦。"至《别录》仅保留"麦门冬甘，微寒；人参甘，微温"，较诸家之言更为恰当。

《本经》药物的具体药性，主要有微寒、寒、平、微温、温、大热，至《别录》则进而分列了大寒（如大青、石膏、葶苈子）、大温（如天雄、雄黄、厚朴）、热（如羊骨）、大热（如附子、硫黄、干姜）。对于药味，《本经》一般是一药一味，仅龙胆草（苦、涩）等四种药兼有二味。而《别录》中，一药多味者已大量出现，如蔓荆实由苦而为苦辛；女贞实由苦而为苦甘；石青由辛而为辛甘；当归由甘而为甘辛。另外还有"酒，味苦、甘、辛"一药三味的品种，说明此时对性味的标定，更加细致入微，也更加符合药性多层次，以及一药多味相兼的实际。

对药性认识最为精当者首推陶弘景。他指出："甘苦之味可略，有毒无毒易知，唯冷热须明。""冷热乖衷"，足以导致"当差反剧，以致殒命"。用药之际，除应把握"疗寒以热药，疗热以寒药"的总原则外，还需注意"药性，一物兼主十余病者，取其偏长为本"，意即将药性与该药的具体功用结合起来。这一认识，对后世的临床用药，以及药性理论的进步，具有重要的指导意义。

2. 毒性 《本经》对药物的有毒无毒存在不少错讹和疏漏，如在其"无毒"的上品药中，丹砂、涅石、干漆等都是有毒之物；"有毒无毒"的中品、"多毒"的下品中，哪些药物有毒，哪些药物无毒，未能逐一指出。魏晋以后对药物毒性有了进一步认识，逐渐填补了《本经》的不足。从《吴普本草》转引神农、扁鹊、岐伯、雷公诸家佚文，各药下已多见有无毒性的内容，至《别录》成为继性味之后的又一药性专项。有些医药学家还对《本经》部分有毒药物的错误认识提出了不同的看法，如《本经》认为涅石"炼饵服之，轻身不老，增年"，入于上品，而《吴普本草》引岐伯"久服伤人骨"之说提出异议。雷公指出"叶上有毒，食之杀人"，《别录》径取有毒之说。不过，对药物毒性的认识是有相当难度的，何况在服石之风盛行时期，部分医药家亦沉溺其中，因此不可能一下对数百种药物的有毒、无毒确认无误，如《别录》将丹砂、砒石、粉锡等仍视为无毒之品，这就是受到历史条件限制的必然结果。

3. 归经 《黄帝内经》已有归经的思想，但与归经理论尚有一定的差距。《本经》有若干药物功效作用于某些脏腑的记载。如地肤子"主膀胱热"、大黄"荡涤肠胃"等。《别录》开始提出具体药物的归属，如谓蘼"归骨"，韭"归心"，葫"归五脏"，蒜"归脾肾"等记载，对药物归经理论有了初步认识。其涉及药物品种很局限，缺乏系统性，尚未确立药物的归经理论。

4. 主治与功能 魏晋时期医药家对药物主治与功能的认识，集中反映在《别录》之中。这些内容，在《本草经集注》中以墨字附于《本经》文字之后。总的来看，两者没有明显差异，都是以各药的主治病证为主，混列着少数较为笼统的功能，对主治和功效缺乏应有的区别。《别录》对《本经》药物进行大量补遗，使许多常用药物的功用更加翔实可信。如茅根，《本经》认为"主劳伤虚羸，补中益气。除瘀血血闭寒热，利小便"；而《别录》认为"主下五淋，除客热在肠胃，止渴，坚筋，妇人崩中"。枳实，《本经》认为"主大风在皮肤中，如麻豆苦痒，除寒热结，止痢，长肌肉，利五脏，益气轻身"；《别录》认为"主除胸胁痰癖，逐停水，破结实，消胀满，心下急、痞痛，逆气"。对于药物功用的记载，《别录》不再像《本经》含混地称"利五脏""安五脏""除邪"等，相应地改为"胸胁""心下""胃中""肝胆""治伤寒、温疫"等，可见其作用描述更加具体、准确。

《别录》增补的内容，有很多确属该药的主要功效或主治症，如桔梗"咽喉痛"，葛根"疗伤寒中风头痛，解肌发表出汗"，酸枣"主烦心不得眠"，泽泻"逐膀胱三焦停水"等。还有一些药物的功能，《别录》在《本经》基础上虽然仅作个别文字修改，但却相当关键。如黄芪，原云"补虚"，《别录》乃云"益气"；楝实，原为"杀三虫"，《别录》则称"治蛔虫"，确与事实相符。《别录》新增药品对主治功能的叙述多数简洁实用，较少虚泛不实之词，如百部根"主咳嗽上气"；高良姜"主暴冷，胃中冷逆，霍乱腹痛"；槟榔"主消谷，逐水，除痰癖，杀三虫"等。但其中也有松叶"不饥，延年"，松根白皮"主辟谷，不饥"之类记载，说明道家方士的影响依然存在。

5. 配伍 魏晋时期，医药家对药物"七情"的研究高度重视，《雷公药对》所谓

"主对"就是讨论药物相互间的畏恶反忌及"相得共疗某病"等配伍关系。北齐徐之才又有所补充。陶弘景将《神农本经》及《雷公药对》内容集中汇列于《本草经集注·序例》中，以解"今按方处治，必恐卒难寻究"之苦。当时讨论配伍，亦不只是《本经》之药，如《别录》前胡，就有"半夏为之使，恶皂荚，畏藜芦"等类似记载。现存《证类本草·序例》下，列有所谓"七情表"，汇集"二百三十一种有相制使"的药物，其中近200种是魏晋南北朝时期的研究成果，如：款冬花，杏仁为使，得紫菀良；人参，茯苓为使；龙骨，得人参良；大黄，黄芩为使等相须相使的药对，多为后世所常用。干姜杀半夏毒、大豆杀乌头毒、半夏畏生姜、附子畏甘草等制约毒性的相杀相畏关系，仍为今人时常选用。又干姜恶黄连、牡蛎恶麻黄、白薇恶干姜等属相恶者，其功用往往相左，在一般情况下无疑应该避免合用。

三、本草学家

魏晋时期具有一定影响的本草学家主要有吴普、李当之、陶弘景、徐之才等。另外，葛洪对制药化学、雷敩对药物炮制都有贡献。

（一）吴普

吴普的生卒年代，正史无从考证。根据《华佗别传》所记，吴普年将九十，魏明帝曹睿曾召见并令其作五禽戏。魏明帝在位时间是227～239年，由此大略可知吴普约生于137～149年之间。又葛洪《抱朴子·至理》篇言"有吴普者从华佗受五禽戏，以代导引，犹得百余岁"，则知其卒于250年左右。另据《后汉书·华佗传》记载，吴普为广陵人（今江苏江都东北），为华佗弟子，"普依准佗疗，多所全济"，并且"年九十余，耳目聪明，齿牙完坚"，所以吴普当为华佗的主要传人，著有《吴普本草》。

（二）葛洪

葛洪，字稚川，自号抱朴子，西晋丹阳句容人，生活于281～341年间，具体生卒年代无考，为江南有名医药家、炼丹家，更是以道教为主的儒道合一论者。

葛洪的祖父、父亲均居东吴要职。他的祖父葛玄擅长神仙、炼丹之术，其秘术通过郑隐传于葛洪。葛洪13岁父亡，家境由此日衰，他除躬身稼穑外，还刻苦自学经史百家之书，为其后著书立说打下了坚实的基础。他一生著述甚多，其中以《抱朴子》和《肘后救卒方》对道教、炼丹和医药影响最大。前者分内篇和外篇，内篇"言神仙方药，鬼怪变化，养身延年，攘邪祛祸之事"，外篇"言人间得失，世间臧否"（《抱朴子·序》）。内篇有金丹、黄白、仙药3卷。"金丹"着重研究无机物的化学变化，以炼制仙丹；"黄白"主要介绍人造黄金、白银的方法；"仙药"则讨论五芝、胡麻、菟丝等植物药延年不老的服用方法等。葛洪认定成仙是可能的，仙术、仙药是可求的。这些道教的世界观和教义给了他积极探索的决心和勇气，以至于他花费大量的精力去追求虚幻的目标。

（三）陶弘景

陶弘景，字通明，丹阳秣陵人，为梁代著名医药学家。生于 456 年，卒于 536 年，终年 81 岁，谥号贞白先生。陶弘景好读书，博学多艺，19 岁即为诸王侍读。41 岁辞官隐居茅山，人称陶隐居。其居茅山后仍不时参与国事，时人又称他为"山中宰相"。

陶弘景崇奉道家思想，又能融合儒教、佛教之说，力主三教合流。平生广览群书，并注重实践，鄙夷空谈，与当时玄学之风迥然不合。《南史》称其"读书万卷余，一事不知，深以为耻"。精天文历算、地理山川、医术本草。陶弘景"性好著述"，除《本草经集注》外，主要有《药总决》《效验方》《补阙肘后百一方》《合丹法式》以及《养生延命录》《养生经》等。

（四）雷敩

雷敩，生平无考，作有《炮炙论》。唐代苏颂认为雷敩是隋人；南宋赵希弁《聊斋读书后志》云："《雷公炮炙》三卷，古宋雷敩撰，胡洽重定。"一般认为赵希弁的说法较为可信。据此可知雷敩为南北朝刘宋人，所作《炮炙论》后人不断有所增益。现《证类本草》所收有"雷公云"的药物计 271 种，但其中有 59 种为《新修本草》及其以后出现的药物，可能主要是后人掺入的。

第四节　隋唐五代时期

经过南北朝的百年对峙，至隋朝统一，加强了南北经济文化联系，增进了各民族的融合。由于中华文明的东渐与西进，外域和少数民族文化与中原文化的融合，为医药学的发展提供了良好条件。中医不但吸取了少数民族如维医、藏医乃至西域、阿拉伯、印度医学等若干内容，而且也吸收了殊方异域的药物。再者，朝廷重视发展科学技术和医药，使本草学也取得重大成就，其主要标志：一方面，唐高宗时开展了全国性的药物调查，诏令医药专家和学者编纂《新修本草》，并颁行全国，开创了官修本草的先例，对后世本草学的发展有深远的影响。另一方面，唐代本草学各个领域进一步分化，形成许多专门的学科与著作，如整理总结外来药物的本草和饮食疗法的本草，以及专门记载药物种植与储藏知识的篇章等。

总之，隋唐五代时期的本草学，在继承前人成就的基础上，开始进入全面整理、充实和进一步分化提高的新阶段，为本草学全面发展奠定了基础。

一、本草文献

（一）概述

隋唐五代时期，本草文献种数不及魏晋南北朝，但综合性本草得到进一步充实与完善，许多本草著作更切实用，私家本草各具特色，同时还出现了一些新的专门性本草。

综合性本草以唐政府组织编纂的《新修本草》为代表，陈藏器所编的《本草拾遗》则是对《新修本草》的补充，后蜀韩保昇又将《新修本草》重加增补、扩充，修成《蜀本草》。这些构成了隋唐五代本草的主流，尚有隋代《甄氏本草》、唐代王方庆《新本草》等。在综合性医学著作中也有丰富本草学内容，如唐代孙思邈《备急千金要方》的"序例""解毒"等卷保存了许多本草内容，《千金翼方》的"本草""药录纂要"则是本草专篇。

除综合性本草外，还有一些其他类别的本草。如偏于临床实用的本草有唐代甄权的《药性论》、王方庆的《药性要诀》、杨损之的《删繁本草》、江承宗的《删繁药咏》、杜善方的《本草性事类》，以及后蜀张文懿的《本草括要诗》等。

唐代开始出现外来药的本草专著，如当时郑虔的《胡本草》，最早反映了中国西北和北方地区的民族药及外来药。五代时李珣的《海药本草》和佚名的《南海药谱》则收载了南方和从海外传入的药物。

食疗类本草，隋代有诸葛颖的《淮南王食经》《淮南王食目》《马琬食经》《朱思简食经》等。至唐代，孙思邈《备急千金要方》的"食治"卷和孟诜的《食疗本草》相继问世。此外，昝殷的《食医心鉴》、崔禹锡的《食经》、杨晔的《膳夫经手录》、竺暄的《食经》等也都是食疗类本草中的重要著作，南唐陈士良的《食性本草》虽属食疗一类，但缺少新义。

本草图谱类，以《新修本草药图》最负盛名。此外，尚有徐仪《药图》和题唐代李隆基著的《天宝单方药图》，惜多散佚。另外，唐代李翱的《何首乌传》，开创了单味药物专论的撰著。

（二）主要本草

1.《新修本草》　唐代的药品种类不断增加，内容日益丰富，而当时医家奉为用药指南的《本草经集注》，由于陶弘景编撰时存在的历史局限，加之一百多年的传抄之误，显然已不合时代的需要。因此，唐显庆二年（657 年），右监门府长史苏敬申请修订本草，得到唐高宗批准，命魏国公太尉长孙无忌领衔，由苏敬负责编修，参与者共23 人。经过两年的努力，于显庆四年（659 年）修订完毕，名曰《新修本草》，又称《唐本草》。

《新修本草》由本草（正经）、药图、图经等三部分组成。全书共54 卷，其中含本草20 卷，药图25 卷，图经7 卷，目录2 卷。本草部分记述药物的性味、功用及产地、采制要点等，主要是在《本草经集注》所载730 种药物的基础上修订、增补而成。全书分为玉石、草、木、兽禽、虫鱼、果、菜、米、有名未用等类，新增药物114 种，共844 种（一说850 种）。药图是《新修本草》的药物图谱，主要根据实物标本描绘而成的。图经是对药图的文字说明，主要涉及药物原动、植、矿物或入药部分的形态描述。

《新修本草》是我国药学史上第一部官修本草，是在全国药物普查基础上修撰的。收集药物资料相当广泛。编写继承历代本草的优点，对《本经》文字悉存原貌，同时在学术上能博采众长，"上禀神规，下询众议""详探秘要，博综方术"，做到了"《本

经》虽阙，有验必书；《别录》虽存，无稽必正"，仅对《本草经集注》就考订了 400
余条，体现了严谨的科学态度。

该书沿用陶弘景方法，对《本经》与《别录》的原文，用朱、墨分书，新增药物
标明"新附"字样，新增注文冠以"谨案"二字。新增的药物中，有较多的外来药，
如安息香、龙脑香、阿魏、诃黎勒、胡椒等，还收集有密陀僧、硇砂之类，丰富了祖国
药学宝库。在大多数药物条目下，补充了形态、产地、功用、异名等内容，特别重视对
功用的总结，具有较强的学术性。

该书最早采用药图及图经描绘和记述药物形态，在当时是对药物基原鉴别的最佳方
法。这是六朝以来兴起的谱牒图像之学在医药领域的反映。《新修本草》的 25 卷药图基
本上是根据全国 13 道 133 州的药材实物标本绘制的彩图，与本草（正经）、图经相辅相
成，在我国本草学乃至植物学发展史上都具有较高的科学价值，这种文图并行的本草模
式，为后世大多数本草所采用。

孙思邈著《千金翼方》时，全部抄录了《新修本草》目录及药物正文，所录药出
州土，反映了全国药物普查的成就。唐政府规定《新修本草》为医学必修课之一，很
快在国内外传播开来。日本在文武天皇大宝元年（701 年）颁行的《大宝律令》规定宫
廷医生的必修课程，其中就有《新修本草》，说明其对日本医药学的影响。

该书在国内流传近 300 年，宋以后散佚，但其内容收载于《开宝本草》《嘉祐本
草》和《证类本草》等书中。

2.《本草拾遗》《新修本草》成书后，民间涌现大量单方验方。《新修本草》内容
上有些遗漏和错误，有必要对本草文献进行整理编辑。陈藏器以收集《新修本草》遗
漏的药物为主，约于 739 年撰成《本草拾遗》，序例 1 卷，拾遗 6 卷，解纷 3 卷，共 10
卷。拾遗部分对《新修本草》作了补充，增加许多药物，其中矿物药增加了 110 多种。
有很多新的见解，所辨药物多是《新修本草》的品种，指出其中某些错误。除考证品
种外，对性味功用也有辨析。

《本草拾遗》是唐代仅次于《新修本草》的一部重要本草，该书新增加药物 692
种，为《新修本草》新增药物的 6 倍。引用书籍 116 种，收集药物资料十分丰富，考订
精细，是对本草文献和民间药物一次大规模的厘定与总结。该书的缺点是收罗过于庞
杂，部分药物的功用只凭文献记载而缺乏实际经验。

3.《蜀本草》《本草拾遗》由五代时期本草学家韩保昇等人编撰而成。该书以
《新修本草》为蓝本，并参考有关文献进行增补注解，除增加新药外，还配以《图经》，
全书共 20 卷，原名《重广英公本草》，后世称《蜀本草》。该书新增药物有胡黄连、山
胡椒、灯笼草、金樱子等 10 余种，内容方面有作者自己的观点，对药物性味、功用、
形态和产地增加了很多新内容，并整理了前人本草中涉及的药物七情畏恶资料，后世常
说的"十八反"，源于此书"相反者十八种"。宋代掌禹锡《嘉祐本草》引用该书的资
料涉及药物 276 味。原书散佚，在《证类本草》可见其主要内容。

4.《药性论》该书的作者有争议，李时珍《本草纲目》曰："《药性论》，即《药
性本草》，乃唐甄权所著也。"此说流传甚广，现仍从之。

该书凡 4 卷，列述药物正名、性味、君臣佐使、禁忌、主治、炮制、制剂及附方等，对君臣佐使及禁忌较为关注，服药时的饮食宜忌也有不少记载，少数药物下有归经络或脏腑等，对于药物毒也有一些新的认识。所记药物主治有一些新的补充，如"藕节捣汁，主吐血不止，口鼻并皆出血"，柴胡"主时疾内外热不解"，栀子"通小便，解五种黄病，明目"等，均能切合临床实际。多数药物下附有方剂，颇与一般本草不同。该书着重论述药物性能、主治，简明详备，其作为我国本草史早期主要供临床医师使用的药性专著，对后世有较大的影响。原书已佚，北宋《嘉祐本草》引录其资料较多，有 400 余条，现可见于《证类本草》。

5.《海药本草》 由李珣所著，全书共 6 卷，原书在宋末已佚，现存佚文涉及药物 124 种，其中新增药 16 种。所载药物大多是从海外传入或从海外移植到中国南方的；注明外国产地的药物有 96 种，如安息香出波斯、桐木出安南等。

《海药本草》的编写体例是先述药物产地、形态、真伪优劣，次述其性味、主治、附方、服法、制药、禁忌、畏恶，并对陶弘景、苏敬、陈藏器等所撰本草进行补充和正误。收载很多香药，这些香药除供药用外，也作为熏燎、美容、调味，或作"果子药食用"。在文献方面，收集了大量地方志的资料。总之，本书是我国古代介绍和研究外来药的一部专门著作，它对中外医药文化交流、充实本草内涵有着重要贡献。宋代《证类本草》首次摘引该书，保存其较完备资料。

6.《食疗本草》 由唐代医家孟诜所撰，是我国古代食物营养、治疗学方面的专书。根据《嘉祐本草》记载，孟诜原著《补养方》，后经张鼎补充 89 种药物后，共 227 条而成《食疗本草》3 卷。原书散佚，其内容散见于《证类本草》中。敦煌遗书中发现的该书残本，现存于大英博物馆。

该书载有常用的米谷、蔬菜、瓜果、鸟兽、虫鱼及其加工制品，较多地记载了动物脏器和藻菌类的食疗作用。所载不少食物是唐以前本草所没有的，如绿豆、荞麦、菠菜、莙荙、蕹菜、鳜鱼、鲈鱼等。该书对食物的食性、功能、主治作了辨别和论述，指出了禁忌，有的还记载了形态、修治、产地等内容。对食物性能、主治等方面的论述多符合实际应用，具有较高的研究价值。在醋、覆盆子、杨梅等十几味食物条目下，比较了南北方不同的食用习惯和效果，充分注意到食疗法的地区性差异。该书还论述了孕妇、产妇、小儿饮食注意事项。

二、本草学术

（一）生药学知识

从《本草经集注》以来，生药学知识为医药学家所重视。唐代，多数本草在所载药物下记述或补充了许多药物的形态、产地、采收、种植、鉴别、别名等内容，反映了当时生药学研究的新成就。

1. 产地 许多中药材的出产有一定地域性，这类药材质优效佳，后世称为道地药材。《新修本草》十分重视药材产地的研究，曰"天雄、附子、乌头等，并以蜀道绵州、龙州出者佳。余处纵有造得者，力弱，都不相似"；栝楼根"今出陕州者，白实最佳""今沙参出华州为善"。孙思邈《千金翼方》中专设"药出州土"一篇，记载了当时133个州所产的519种药材，如河南道的陕州出瓜蒌、河东道的绛州出防风、淮南道的扬州出白芷、陇右道的宕州出当归等。

2. 采收、加工 隋唐时期，对药物的采集时间已有较深刻的认识。孙思邈在《千金翼方》中论及采药时节，强调："采取不知时节，不以阴干暴干，虽有药名，终无药实。故不依时采取，与朽木不殊，虚费人功，卒无裨益。"《备急千金要方·序例》中分析采药时节对药材质量、医疗效果都有很大影响，云："古之善为医者，皆自采药，审其体性所主，取其时节早晚。早则药势未成，晚则盛势已歇。今之为医，不自采药，且不委节气早晚，只共采取，用以为药，又不知冷热消息，分两多少，徒有疗病之心，永无必愈之效。"根据前人记载和自身经验，专门整理总结了233种植物药的采集时节，并注明其处理方法，表明当时对药物的采收已积累了相当丰富的经验。

关于唐代的药物加工，从孙思邈《备急千金要方》记载中可知，当时的专用工具和设备有秤、斗、升、合、铜匙、铁匙等，从侧面反映了药物加工的发展状况。

3. 贮藏 药物贮藏之法，唐以前很少提及。孙思邈在《备急千金要方》卷一中反复强调"存不忘亡，安不忘危……贮药藏用，以备不虞"之理，详细指明生药饮片及成药的不同贮藏方法，云："凡药皆不欲数数晒暴，多见风日，气力即薄歇，宜熟知之。诸药未即用者，候天大晴时，于烈日中暴之，令大干，以新瓦器贮之，泥头密封。须用开取，即急封之，勿令中风湿之气，虽经年亦如新也。其丸散以瓷器贮，蜜蜡封之，勿令泄气，则三十年不坏。"这一系列避潮等措施，不仅有效地防止了药物霉变损失，更重要的是延长了药物使用时间，保证了疗效。此外，孙思邈还对与药物贮藏中防潮、防霉变等有密切关系的药房建造和设施提出了具体措施。

4. 栽培 隋唐时期国家设有药园以培养药园生，在药物栽培方面积累了丰富经验。《千金翼方》卷十四造药一节，就节选了农书中枸杞、生地黄、百合、牛膝等数十种中药的栽培方法，从造地、翻土、作畦、开垄到选种、下种、施肥、灌溉、除草等一整套田间作业，总结了把它们从野生变为家种的培植法，对枸杞尚有插枝和子种两法。唐代种植之学发展，对当时药物生产起了很大作用，也为后世药物栽培学发展奠定了基础。

（二）药性理论

该时期本草学在药性理论方面的发展，主要体现在对药物功能和配伍应用方面进一步认识和提高。

1. 药物功能分类 探索药物的功能、主治，根据其共性加以总结和分类，是本草研究的重要内容之一，如《千金翼方》承袭《本草经集注》"诸病通用药"的做法，将药物按主治分为65类以"总摄众病"有利于临床应用，对药物功能或主治亦有进一步的认识。《本经》药物的"三品"分类是功用分类粗略形式。陈藏器《本草拾遗》的"十剂"之说即是药物功能分类的新发展，其内容为："宣可去壅，生姜、橘皮之属；通可去滞，通草、防己之属；补可去弱，人参、羊肉之属；泄可去闭，葶苈、大黄之属；轻可去实，麻黄、葛根之属；重可去怯，磁石、铁粉之属；滑可去着，冬葵子、榆皮之属；涩可去脱，牡蛎、龙骨之属；燥可去湿，桑白皮、赤小豆之属；湿可去枯，白石英、紫石英之属。"这种分类较"三品"分类前进了一步，更能切合临床应用，为后世药物功能分类开辟了新的道路。

2. 配伍　唐代医药学家较重视药物相互配伍及合理应用研究，在理论上也有所提高。孙思邈《备急千金要方·序例》曰："药有相生相杀，气力有强有弱，君臣相理，佐使相持。若不广通诸经，则不知有好有恶，或医自以意加减，不依方分，使诸草石强弱相欺，入人腹中，不能治病，更加斗争。草石相反，使人迷乱，力甚刀针。若调和得所，虽未能治病，犹得安利五脏，于病无所增剧。"甄权的《药性论》对药物的君臣佐使颇为重视，所收载的多数药物都注明了为君药或臣药等，共标明君药 76 味，臣药 72 味，使药 108 味。许多药物还注明了配伍宜忌。《蜀本草》对前人在本草中的药物七情畏恶资料进行了整理和统计，韩保昇在《本经》序录中指出："凡三百六十五种，单行者七十一种，相须者十二种，相使者九十种，相畏者七十八种，相恶者六十种，相反者十八种，相杀者三十六种。"这对于临床选择用药很有指导作用。

3. 性味、毒性　随着用药历史的发展，对药物性味、毒性的认识也在发生变化和提高。兹举历代本草对若干药物的记述加以比较即可看出。雄黄，《本经》谓"苦，平，寒"，《别录》谓"甘，大温，有毒"，《药性论》则谓"味辛，有大毒"；桔梗，《本经》谓"辛，微温"，《别录》谓"苦，有小毒"，《药性论》则谓"苦，平，无毒"；大戟，《本经》谓"苦，寒"，《别录》谓"甘，大寒，有小毒"，《药性论》则谓"苦，辛，有大毒"；枸杞子，《本经》列上品，《别录》称"微寒"，《药性论》则曰"甘，平"，可见，唐代诸家本草对药性的审定较前人更切实际。

4. 功能、主治　隋唐时期本草对药物功能和主治仍未明确区分开来，有关功能均在"主治"中叙述，大多缺乏功能方面的内容。随着用药经验的不断积累，若干药物的特殊功用和疗效逐渐被确认，出现了若干特效药，如常山治疟《本经》中早有记载，晋代也较多用之，而唐代应用更为普遍。《备急千金要方》治疟的 23 方中，用常山者有 17 首；《外台秘要》治疟的 86 首方中，有 57 首用常山，有的还是单味药。利用动物脏器治疗疾病的疗法，更是此期的重大发现。其间利用羊肝、猪肝、兔肝等治青盲、雀目，利用胎盘补虚劳、调经血等，多见于《备急千金要方》《外台秘要》等医籍。

三、本草学家

隋唐时期出现了诸如苏敬、陈藏器、甄权、孟诜、李珣等著名本草学家，他们同时也是本草学各个领域的代表人物。

（一）苏敬

苏敬，唐代湖北人，生卒年代不详。曾任右监门府长史等官职，兼通医药。显庆二年（657 年），苏敬向唐政府提出编修本草建议。朝廷指派当时掌权的长孙无忌、李绩（李世绩）等领衔，由名医儒臣们着手编修，而实际上由苏敬负主要责任，至显庆四年

（659 年）全书编纂完毕。此外，苏敬还与徐思恭、唐临合著有《三家脚气论》，后失佚，但《外台秘要》《医心方》中均引有苏敬论脚气的条文。

（二）孟诜

孟诜，生于唐武德四年（621 年），卒于开元元年（713 年），汝州梁县（今河南临汝）人，曾举进士，官至光禄大夫，居官时以治著称，少好医药，曾师事孙思邈，长于饮食疗法和养生，晚年（80 余岁时）归伊阳山，以研究方药和食疗为事，著有《必效方》《补养方》；后者经开元间道士而兼通医者张鼎改编增补而成《食疗本草》；后者尝语人曰："善养性者，善言不可离口，善药不可离手。"

（三）陈藏器

陈藏器，唐代四明（今浙江宁波鄞州）人，生卒年代不详。开元年间任京兆府三原县尉，精本草学，鉴于《新修本草》在内容上还有许多遗漏和错误，有必要进行补充、整理和编辑。为此，陈藏器便深入民间进行调查研究，同时搜集经史百家等文献资料，以补充《新修本草》遗漏药物为主撰成《本草拾遗》，扩充了用药的品种。该书对药学理论和用药实际、资料汇辑和药品考订都能兼而顾之。因此，明代著名本草学家李时珍对他大加推崇，认为："其所著述，博及群书，精核物类，绳订谬误，搜罗幽隐，自本草以来，一人而已。"

（四）李珣

李珣，字德润，9 世纪末 10 世纪初唐末五代时梓州（今四川三台）人，祖籍波斯，其家以经营香药为业。香药主要通过海舶从国外输入，故又称海药，也有部分药物移植于中国岭南一带。他曾广游岭南，知晓南国乡土风物，熟悉南方药用动植物。李珣善辞章，为蜀后主所重。因政局动荡，忧谗畏讥，政治上不很得意。晚年隐居，接近道家，好摄养、炼丹。今存其词多述南方动植物，所著《海药本草》记载了大量外来药及一些炼丹内容。

第五节　宋代

宋代在科学文化方面达到了前所未有的高峰，推动了本草文献由手抄过渡到以版刻为主的转折性历史时期，在本草文献和民间药物经验整理方面取得了辉煌的成就，从而使宋代本草在整个本草发展史上起到了承上启下、继往开来的作用。

北宋官修的《开宝本草》《嘉祐本草》《本草图经》等出色地完成了对历代本草资料的汇辑校订和当代药物的发掘整理工作，唐慎微的《证类本草》集北宋以前本草之大成，使宋代本草达到了前所未有的高峰。嘉祐年间的全国药物大普查，使药物基原辨正工作取得了辉煌的成就。南宋本草在考订药性、精简本草内容以符实用方面也做了大量的工作，这一时期还首次建立了国家药政管理机构——药局，药物炮制、制备在继承发扬古代方法的基础上又有了新的进展。民间新的用药经验不断积累，药理探讨受到重视。

一、本草文献

唐和五代时期本草学产生了 70 余种本草文献，经过残唐、五代的战火兵燹，医药书籍备受凋零。因此，宋代本草学家首要问题是如何对古本草文献进行抢救和整理，并且尽可能保持其原有面貌。北宋王朝充分发挥了国家统一、技术条件齐备的优势，利用国家的力量，完成了主要本草文献搜集和整理的历史任务。北宋帝王对医药异乎寻常的关注，某些儒臣对医药的偏好和重视，促成了这一时期官修本草的繁盛。《天宝单方药图》就是当时征集到的药书之一，该书对苏颂编写《本草图经》有很大的启发。

利用国家的力量搜集医药资料，为整理和编写本草书籍准备了必要的条件，北宋《嘉祐本草》引用文献 50 余种，其中本草书即有 16 种。这 16 种古本草大多数在宋代已很稀见，宋初编《开宝本草》时尚未见引用，可见宋代长期的征集医药文献对保持本草的延续和进一步的发展起到了很大的作用。官方对古文献的重视也对民间有志于医药书籍编写的人员产生了影响，例如唐慎微撰《证类本草》时用他独特的方法搜集了大量的本草资料。在此基础上，北宋的官修本草编写取得了巨大的成就。

宋代的本草可分为官修本草和民间本草两个系列，历代由朝庭主持编修的本草以宋代最多，当时官修本草有《开宝本草》《嘉祐补注神农本草》《本草图经》《绍兴校定经史证类备急本草》，此后宋代官方再也没有编修本草之举。民间本草主要有《日华子本草》《重广补注神农本草并图经》《经史证类备急本草》《本草衍义》《履巉岩本草行》《宝庆本草折衷》，其他方面的本草尚有王炎辑的《本草正经》、郑樵的《本草成书》、文彦博的《节要本草图》等。此期的食疗类本草见于有关书籍著录的不下 20 种，其中较有价值的仅有林洪的《山家清供》、郑樵的《食鉴》。

除上述文献外，在《苏沈良方》和《梦溪笔谈》等书中也有不少关于药物的精辟论述。

（一）主要官修本草

1.《开宝本草》　宋初开宝六年（973 年），尚药奉御刘翰、道士马志及其他翰林医官九人，奉诏详校唐代《新修本草》，又参照唐代陈藏器《本草拾遗》等书，"刊正别名，增损品目，马志为之注解"，翰林学士扈蒙、卢多逊等为之刊正，编成《开宝新详定本草》。宋太祖为之序，镂版于国子监。翌年，因前书"所释药类，或有未允"，又由刘翰、马志等再次奉诏重定，翰林学士李昉、王祐、扈蒙等参与刊正，是为《开宝重定本草》。此两书今均不存，难以知其细微差别，仅知重定时"颇有增损"，且正文已有白黑字之分，后世一般统称为《开宝本草》。

《开宝本草》完成了《新修本草》的校正刊行工作，从《新修本草》成书三百余年来，该书因被反复传抄，已是"朱字墨字，无本得同；旧注新注，其文互阙"。马志等"尽考传误，刊为定本"。另外《开宝本草》在继承《新修本草》传统修撰方法的基础上增补了一些在保留前代本草面貌的新体例，以适应采用雕版印刷技术出版书籍的需要，最显著的改进是采用白（阴文）、黑（阳文）字来取代旧抄本朱、墨两色所代表的内容，此即所谓："白字为神农之说，墨字为名医所传。"

新增或改动的地方均明确标明，如新增药品之后均注以"今附"；新加按语（272条）则分别注以"今注""今按"，其区别是"详其解释，审其形状，证谬误而辨之者，署为今注；考文记而述之者，又为今按"。此后的北宋官修本草均仿其例，明确标示出处，从而增添了此时本草书的文献价值。

《开宝本草》共21卷，载药984种。新增的134种药品中有94种是从前代本草中筛选出来的（如丁香、乌药、蛤蚧、天麻、没药、五灵脂、马兜铃等），反映宋代新出之药不多，仅有使君子、白豆蔻等36味，对药物的鉴别和使用很少有新的解说。因此，《开宝本草》只是完成了对前代本草的初步整理工作。

2.《嘉祐补注神农本草》　嘉祐二年（1057年），集贤院成立校正医书局。这是我国最早的国家医书编撰出版机构。成立之初决定首先编修《嘉祐补注神农本草》（简称《嘉祐本草》），次年又着手编写《本草图经》，这是各自独立又相互关联、各有侧重的姊妹篇。

《嘉祐本草》的校修以儒臣掌禹锡、林亿、张洞、苏颂为主，辅以医官秦宗古、朱有章，儒臣陈检、高保衡也相继参与校定，于嘉祐五年（1060年）成书。该书以《开宝本草》为基础，再次收集整理遗散的药物知识，旨在补前人本草之漏略。为此，掌氏等"立例无所刊削"，制定了非常严谨的编写体例，如凡嘉祐新增的引文均冠以"臣禹锡等谨按"白小字，新添注解则冠以"今据"字样，新补充的99种药品之后，注以"嘉祐新补"者82种，是辑自前代本草文献，注以"新订"的17种药，则系北宋已尝用，时诸书未见，无从辨证者，如葫芦巴、海带之类。全书21卷，载药1083种（原书记载为1082种）。

该书引文广博，体例严谨，引用文献达50余种。其引文体例一般是先列"唐本""蜀本"，余则大致按时代为序，以作者名称为标识。许多重要的本草内容赖本书得以保存，如《蜀本草》《药性论》《食疗本草》《日华子本草》中药性、配伍、辨药、食疗以及民间用药经验均通过本书的转载而传世。此外，该书序例中设立"补注所引书传"一节相当于其引用书籍的解题，这对了解本草发展是十分重要的，此举后为南宋陈衍《宝庆本草折衷》和明代李时珍《本草纲目》等书所效法。由于该书很少有校修者自己对药物的解说，因此李时珍批评曰："其书虽有校修，无大发明。"但必须注意到，该书与《本草图经》是统筹规划、各有分工的两本书，解说药物，辨正基原，并非《嘉祐本草》的任务，而是《本草图经》的重点。

3.《本草图经》　编纂《本草图经》的设想是掌禹锡、苏颂、张洞等学者在嘉祐三年（1058年）提出来的。唐代《新修本草》的《药图》和《图经》业已散失殆尽，唐代第一次全国药物调查的成果并未完全流传下来。为保证用药品种的正确，就必须再进行调查，重修《图经》。校正医书局奏请朝廷，"本用永徽故事"，下诏全国，征集药图、标本和原始材料，由苏颂总其成，撰为《本草图经》。此书始自嘉祐三年，至嘉祐六年（1061 年）成书，次年镂版颁行，全书 20 卷，目录 1 卷，与《嘉祐本草》并行天下。

该书旨在"使后人用药知所依据"，因此在辨正药物来源、形态和讨论药物用法方面做了大量工作。苏颂所用资料，得自民间提供，故《图经》得以反映各地的实际用药经验，全书载药 780 条（有时数药并论于一条），附图 933 幅，这些药物中，有新增民间草药 103 种。苏颂本着"叙物真滥，使人易知原诊处方有所依据"的原则，将辨药与用药糅合起来，不拘出处，统而叙之。书中十分重视民间实际经验，补充了较为详细的药物产地、栽培、药剂制备等内容，并如实地介绍了各地所用药物品种及药材混淆状况，为后世了解和解决药物品种问题留下了极为宝贵的资料。该书的药图是现存最早的雕版本草图，由于来源不一，药图风格并非单一，大多数的药图都尽可能绘出原动植物的全体，并着力突出药用部分，因而某些药图不免比例失调，少数药图甚至带有示意成分，是其美中不足之处。然而由于绝大多数药图是据实写生而来的，所以对考证药物种类仍具有很高的科学价值。

此外，该书在编写时仿唐《天宝单方药图》之例，在依次叙述药物的产地、生长环境、形态、药性、主治之后，附载了众多的方剂，以便临证用药。据统计，该书所引方书达 51 种，这在当时的本草书中是首屈一指的。苏颂还在书中极力反对服食炼饵，逐一列举其害以警世俗。因嘉祐年间所编的《嘉祐本草》和《本草图经》分别版行，对查找药物不很方便，所以后来的陈承、唐慎微分别将此两书合而为一，传世的唐慎微《证类本草》即以此两书为核心编成。

4.《绍兴校定经史证类备急本草》　绍兴年间，医官王继先，太医居高绍功、柴源、张孝直等奉诏校定《大观本草》而成《绍兴校定办史证类备急本草》（简称《绍兴本草》）。该书成书年代有绍兴二十七年（1157 年）及绍兴二十九年两种说法，卷帙亦有 32 卷和 22 卷两说。原书已佚，今仅有残卷存世。据其书原序及综合数种残抄所见，该书系在校勘《大观本草》的基础上，再根据当时的用药实际，对各药之药性、主治进行校订（冠以"绍兴校定"）而成。虽然这些"绍兴校定"皆寥寥数语，深度不足，但这是本草史上第一次从临床药学的角度对药物药性、主治所做的全面考订，具有一定的学术价值。今所见该书若干残抄本共有药图 801 幅（与《大观本草》之图大同小异），绍兴较定 360 余条，另有六味新增药物。

（二）民间本草著作

1.《日华子本草》　原书 20 卷，早已无存，其内容通过《嘉祐本草》转引而留存下来。该书作者是宋初开宝（968—975 年）中四明（今浙江宁波鄞州）人，姓氏不明。因有日华子大明撰序，故后世多直指日华子为该书作者。此书较多地反映了宋初浙江（其时属五代吴越国）一带的临床用药情况。书中所论药性有不少新的发展，如诸药之下，记有凉、冷、温、暖、热、平六类药性，而以凉性药的记载最多。此为前代本草所未见，因炮制方法的不同而引起的药性变化，在本书中亦有反映。对药物的畏恶反忌、炮制方法、主治、附方等内容记载尤详，且多符合临床实用。此外，《日华子本草》还记载了某些药物的形态、基原以及药材的产地和优劣鉴别等方面的内容，其有益于药物的优劣鉴别。书中所载自然铜、仙茅、谷精草、盐肤子、绿矾、硼砂等药，为前代本草所未载。该书内容广泛而充实，具有较高学术价值，素为后世医药学家所重视。

2.《经史证类备急本草》 四川名医唐慎微将《嘉祐本草》与《本草图经》合编为一书。其成书年代至今尚有争议，但以成书于绍圣四年至大观二年（1098—1108 年）之说较为可言。因为该书引有《养生必用方》（此有绍圣四年序），而其初刊之年为大观二年。《证类本草》共 31 卷，大体上由三部分组成，即每一药的药图和药物注释文字取自《本草图经》。墨盖子以下的文字为唐慎微增补，其他药物正文乃《嘉祐本草》原文。全书共载药 1748 种，其中属唐慎微新增的宋代用药只有 8 种，而唐慎微从其他前人本草中辑入的药则达 524 种。从药品数量来说，该书是古代仅次于明代《本草纲目》的一部巨著。它最为突出的贡献是几乎囊括了北宋以前所有的本草资料，成为研究此前本草发展的渊薮。

唐慎微除转录《嘉祐本草》和《本草图经》的内容外，又从 247 种来自本草、方书、经史、笔记、方志、诗赋、佛书、道藏等文献中搜罗了众多有关药物的资料，其中以引用《雷公炮炙论》《本草拾遗》《食疗本草》《海药本草》《食医心镜》等书的条文最多，另补充了大量的医方。这些书很多今已失佚，例如《雷公炮炙论》就是靠唐慎微的摘引而得以传世。在此之前的本草书中，炮制的内容还是一个相当薄弱的环节。唐慎微在引用这些医书时，采用了绵密的体例，逐一标明出处，因而成为后世考察宋以前的本草发展、辑复古医药书的重要文献来源。

北宋时期，在唐慎微以前，已有开宝、嘉祐两次官修本草，辑录的资料不可谓不广。但唐慎微以他独特的方法广征博引，不仅拾取了官修本草遗余的大量资料，而且还搜集到官家所无的许多医药典籍。虽然他续补的不少药物并非常用有效之品，但这对了解古代本草发展仍有重要价值。李时珍对唐慎微的功绩给予了高度评价："使诸家本草及各药单方垂之千古，不致沦没，皆其功也。"然而唐慎微只汲汲于文献的搜集，未能发表他个人的医药见解，此乃一大憾事，所以南宋王继先评曰："慎微《证类》，又不过备录诸家异间，亦不能断其是非。"这是该书逊于《本草纲目》的主要之点。

《证类本草》成书之后，以唐慎微之力，无法刊行，故："其书不传，世罕言焉。"此后，该书于大观二年由医官艾晟校订并补入了《重广补注神农本草并图经》中陈承的议论（冠有"别说"者），是为《大观本草》。政和二年又由医官曹孝忠校勘而成《政和本草》。南宋绍兴年间医官王继先等再加校定，是为《绍兴本草》。南宋以后的《新编类要图注本草》及其不同版本，都是将《证类本草》与《本草衍义》合编删节而已。明代李时珍《本草纲目》的资料主体也是该书，因此《证类本草》在本草史上具有极为重要的承前启后的作用。

3.《本草衍义》 该书是针对嘉祐年间所编两种本草而作的一部药书，因此其取材原则是《嘉祐本草》中记载的："内有名未用，及意义已尽者，更不编入。"其书未收有名未用药，故各论仅 17 卷，但总论扩为 3 卷，其总数仍为 20 卷。作者寇宗奭在总论中论及不少有关治病大法和药性理论的问题，对此后金元药理探讨影响很大。清人杨守敬评曰："寇氏辨正药品……发明良多。盖翻性味之说，而立气味之论，东垣、丹溪之徒，多尊信之。本草之学，自此一变。"

在各论中，寇宗奭就掌禹锡、苏颂所未论及，或论而有误的药学内容进行了讨论。各药文字长短不一，但总体内容十分广泛，涉及药物产地、形态、采收、鉴别、炮制、制剂、性味、主治、禁忌及药理分析等。由于寇宗奭能深入实际，进行调查研究，因而所论多能切中肯綮，如书中力斥服食水银、丹砂、雄黄等石药的陋习，还记载了升华法精制砒霜、结晶法精制芒硝等制药法。该书不同于多数北宋本草，它并不追求前人已有资料的汇辑，而是着力于解决与实际用药紧密相关的各种问题，因此受到后世医家（尤其是临床医家）的高度重视，元代医家朱丹溪曾仿其书，作《本草衍义补遗》，在北宋和金元药学的发展进程中，《本草衍义》起着不可缺少的纽带作用。

北宋宣和元年（1119 年），《本草衍义》首次刊行，今有单行本传世。但在南宋时，已经有人将该书与《证类本草》节要合编而成《新编类要图注本草》，题为寇宗奭编撰，许洪、刘信甫校正。元代张存惠于 1249 年刻印《重修政和经史证类备用本草》时，也将该书内容糅入其中。

以上三书，都是围绕嘉祐年间所编官修本草而作的，但自《证类本草》问世以后，嘉祐两书渐次隐没，南宋以后的本草大多是以《证类本草》为依托。

4.《履巉岩本草》 这是我国现存最早的彩绘地方草药图谱。作者王介，"切思产类万殊，风土异化，岂能足历时目周之？况真伪相杂，卒难辨析"，于是对其住地（据考证为今杭州慈云岭一带）周围的药草进行了调查。他发现，"其间草可药者极多，能辨其名及用者仅二百件"，因而据此编绘成书，以便应用。因其居池"山中有堂，曰'履巉岩'，故以之名书"。书成于嘉定庚辰（1220 年），共 3 卷，收药 206 种（实存202 种），每药一图，先图后文，各药文字不多，主要记载药物的性味、功能、单方及别名等。该书图形精美，合乎比例，又多系写生得来，据药图可考其大部分药物的品种来源，因而具有较高的学术价值。该书已经考订的新增品种有 22 种，如曼陀罗、虎耳草、醉鱼儿草等新药。一些药物后来辗转收录于《本草纲目》中。

二、本草学术

（一）药物调查考订

宋代各种本草所记载的药物的总数已达 1883 种，较唐代《新修本草》增加了 1033种，这些新增药品中，考其出处，734 种已见于前代本草，299 种为宋代本草实际新增品。这些新增品以植物药占大多数，极少怪诞不经之品。

继唐代编修《新修本草》时向全国征集药品之后，北宋政府在嘉祐年间再次进行了全国药物普查。据"补注本草奏敕"所载，这次的考察主要是"下诸路州县应系产药去处，并令识别人子（仔）细辨认根、茎、苗、叶、花、实，形色大小，并虫鱼、鸟兽、玉石等可以入药者，逐件画图，并一一开说著花结实、收采时月、所用功效。其番夷所产药，即令询问榷场市舶客商，亦依次供析，并取遂味各一二两，或一二枚，封角，因入京人差责，送当所役纳，以凭照证，画成本草图"。由此可知，这次药物普查范围十分广泛，仅见于《本草图经》药图图名前所冠的地名就有150个州军。除征集药图之外，还要求各地提供药物标本和解说，因此这些资料对反映当时的用药种类和药源情况是十分宝贵的。

嘉祐药物普查共征得"绘事千名"，所绘药图现主要留存于《本草图经》中，但手绘的药图不易复制，造成了宋代以前的药图过早地佚失。自采用雕版印刷术以后，药图的留存量才逐渐增加。现存最早的就是宋代留下的一批药图，据粗略统计计有1137幅，其中《本草图经》922幅，《履巉岩本草》202幅，《备急灸法》两幅，这些药图大多来自写生，因而对考证药物来源有很重要的参考价值。

宋代许多文人学士在从官各地时，留意医药，访考药品，也为本草学作出了很大贡献。北宋初年，宰相丁谓被贬崖州，他利用海南的有利条件，撰成了《天香传》，这是一部关于沉香的专著。杨天惠在四川彰明县做知县时，写成了著名的《彰明附子记》，系统而又科学地叙述了附子的生产知识。北宋伟大的科学家沈括，在《梦溪笔谈·药议》中议药55种，每出新见，传世的《苏沈良方》中，就记有一些药物知识。洪刍也是在谪居海南沙门岛时，对当地的香药生产和贸易加以了解，撰成了《香谱》，汇集了数十种香药的生产和医疗知识。

南宋的范成大在广西一带为官时，撰成《桂海虞衡志》，其中关于药物的许多记载被明代李时珍收入《本草纲目》。根据实际调查，对本草的一些不实之词进行了驳正，如《本草图经》乃云："宜砂出土石间，非白石床所生，即是未识宜砂也。"《图经》又云："融州亦有砂，今融州原无砂，邕、融声相近，盖误云。"又曰"产乳之穴，虽曰深远，未尝有蛇虺居之。本草注家又谓深润幽穴，龙蛇毒气所成，斯大谬矣"，这些考证对纠正本草误载是很有价值的。与范氏书相仿的还有周去非《岭外代答》，该书也记载了一些西南边境少数民族医药的情况。

宋代文人的有关药物著作还有郑樵的《通志·昆虫草木略》、赵汝适的《诸番志》（其中载有许多香药的知识）、韩彦直的《橘谱》、陈翥的《桐谱》、吴僧赞宁的《笋谱》、陈仁玉的《菌谱》、蔡襄的《荔枝谱》、傅肱的《蟹谱》、王观的《扬州芍药谱》、王灼的《糖霜谱》等，这些著作分别从不同角度记载了动、植物知识，为此后的本草学积累了大量的资料。

宋代药物已在贸易中占了相当大的比重，某些不法药商以假充真、以次充优，严重危及了用药的安全和疗效。因此，药材的鉴别在宋代得到了相应的发展。《本草图经》中记载了许多民间的药材经验鉴别法，如谓羚羊角"有节，如手指握痕"等。北宋末寇宗奭长于辨验药材，因此曾被授予药材所辨验药材官。官药局药材所"辨验药材"是我国最早的药检机关。

为了防止因药品名称带来的混乱，宋代医药学家已开始清理药物繁复的名称。初虞世首先在《养生必用方》卷首列有辨名实之例，《圣济总录》则提出"取世俗称呼行用多者"作为统一药名的原则。郑樵的《本草成书》将异名同状、同名异状的药物一一纂附，此后《纂类本草》在初虞世的基础上立"名义条例"一篇，陈衍又在此篇基础上再加损益，集宋以前药物名实异同之大成。可见，宋代在药物资源、种类的调查研究方面做了大量的工作，积累了更多丰富的辨药经验。

（二）药性理论

宋代屡次校正医书、兴办医学教育，为医药理论提供了必要的资料和条件。当时的医学校不论专业，都必须学习基础理论典籍，如《素问》《难经》《巢氏病源》《补注本草》等。考试时"并问所出病源，令引医经本草、药之州土、主疗及性味畏恶、修制次第、君臣佐使、轻重奇偶条对之"，可见当时十分注意将药性理论与临床辨证结合起来。北宋末年以徽宗皇帝赵佶的名义编成的《圣济经》，其卷九即为"药理篇"，体现了当时对药性理论的研讨已形成了一个专题。该时期，对药性理论研究有了一些新的进展。

1. 性味 《本经》称性味为"气味"，寇宗奭首先对这一概念予以定义，"凡称气者，即是香臭之气。其寒热温凉则是药之性"。他在《本草衍义·序例》中对五味的生成及其作用于人体的机理进行了较为详细的辨析，又在"宣通补泻轻重滑涩燥湿"十剂的基础上补充了"寒热"两类，使药物性能的类别更为完善。尤其值得重视的是，寇宗奭在《本草衍义》中经常运用《黄帝内经》中有关药性理论去解说《伤寒论》中用药的道理，从而使药性理论的应用别开生面。例如桂枝条："《素问》云'辛甘发散为阳'，故汉张仲景桂枝汤治伤寒表虚，皆须此药，是专用辛甘之意也。"

鉴于宋以前本草所载药物的性味存在不少繁复、混乱现象，因此订正性味也是这一时期药学家的工作之一。南宋的药学家对此致力尤多，《绍兴本草》的宗旨就是对"药性寒热补泻，有毒无毒，或理之倒置，义之相反者，辨其指归，务从至当"，因而该书根据当时的用药实际情况，对前人所载药性矛盾处，予以订正；缺失处，予以补充。《宝庆本草折衷》的作者陈衍曰："尤笃于论性。"他探讨药性的方法是："参缯云之所集，验隐居之所评，更权衡以仲景之方法，求其与主治相舍者，订为定论焉。"例如"此薄荷并前之假苏、水苏、香薷及草部中之石香薷，凡五物也，味皆辛而性皆凉。历观古今医方，例以此五物为理风血解热毒之用，则性之凉必然矣。旧悉以温称，殆非所宜"。"凉"性虽早见于《本经》总论，但各药之下注以性凉，却直到五代末（相当宋初）《日华子本草》才出现。南宋时凉性药的记载才比较普遍。

2. 气味 寇宗奭订气味为性味之后，又明确地指出"四气是香、臭、膻、腥"。气臭学说在北宋有新的认识，这与当时香药的盛行不无关系。《圣济经》指出，"世人知药之为真，不知谷畜可以为食治；知性味为本，不知气臭自有致用之异""观芳草之气美，石药之气悍，兰草治脾瘅，鲍鱼利肠中，均有气臭专达，岂概以性味论欤"。这些论述，为此后气臭学说的进一步发展起到了推动作用。

3. 归经与药的物质性 宋代"归经"在本草理论上仍未确定下来，但实际上对药物归入某经已有进一步认识，如苏颂《本草图经》曰："（瞿麦）古今方通心经、利小肠最为重要。"许叔微《普济本事方》曰"真珠母入肝经为第一"；肾气逆行"用椒以引归经"等。同时还对归经的物质性进行了探讨，如沈括的《梦溪笔谈》曰："凡人饮食及服药，既入肠，为真气所蒸，英精之气味，以至金石之精者，如细研硫黄、朱砂、乳石之类，凡能飞走融结者，皆随真气洞达肌骨……凡所谓某物入肝、某物入肾之类，但气味到彼耳，凡质岂能至彼哉！"这段论述指出了药物进入人体发挥作用的是"英精之气味"。此外，《圣济经》对性味的物质性也做过探讨，指出："物生之初，气基形立，而生性味出焉。审剂之初，专性味而失气体之求，是未尽阴阳之道也。"尽管此处所用的词语比较模糊，但可以看出，其中心的意思是性味来源于具体物质。

4. 法象　法象，即法自然之象。运用药物的法象（外在表象）解释药物奏效的原理，它创始于宋，也是宋代最常用的方法之一。《圣济经》列有药理篇，强调："物生而后有象，象后而有滋……本乎地者味自具，本乎天者气自彰。"并具体分析了药物形色气味法象之理。而实际运用中药物法象包括的范围很广，举凡形色、生态、习性乃至传说附会，无不可以充作释药依据，如《开宝本草》曰："甑带久被蒸气，故能散气通气。"《本草衍义》曰："（坨蜕）从口翻退出，眼睛亦退，今合眼药多用，取此义也。"又云："（樱桃）此果在三月末四月初间熟，得正阳之气先诸果熟，性故热。"又如陈郁的《话腴》谓："菱、芡皆水物也，胡为菱寒而芡暖？盖菱花开必背日，芡花开必向日故也。"

《圣济经》中的药理举例，大部分属于法象药理说，如"乘风莫如鸢，故以止头眩；川泳莫如鱼，故以治水肿""蜂房成于蜂，故以治蜂蜇；鼠妇生于湿，故以利水道""弩牙速产，以机发而不括也；杵糠下噎，以杵筑而下也""萍不沉于水，可以胜酒；独活不摇于风，可以治风"等。这种以法象释药的方法有明显的臆断性和局限性，因而在宋代就有人对此法的实用性提出异议，如《太医局诸科程文》中的试题答案云："虽有法象之理，而无治疗之机，以得五行之正者，可以类推；受五气之偏者，难以列举。故石膏、滑石皆白，而不闻专主肺；代赭、铅丹皆赤，而不闻专治心。""古人究物，取形色法象者众；良医用药，取形色配合者稀"，指出了法象药理的不合实用及其局限性。

此外，用五行说解释药理也可见于宋代，例如寇宗奭在论药时已多处将五行与法象、性味糅合起来，如载："（砂糖）小儿多食则损齿，土制水也；及生裸虫，裸虫属土，故因甘遂生。"并指出："（虎骨）风从虎何也？风，木也，虎，金也。木受金制，焉得不从？故呼啸则风生，自然之道也。所以治风挛急、屈伸不得、走注癫疾、惊痫、骨节风毒等，乃此义尔。"

宋代的药性理论探讨较前代虽然有了一些进展，但是这些药性理论的论说多见于各药之下，十分零散，缺乏系统性。

（三）炮制与制药

由于《雷公炮炙论》转载于《证类本草》之中，故药学家大多标榜遵古炮制。张世南的《游宦纪闻》云："今医家修制药品，往往一遵古法。如本草炮炙及许学士方前所载。"但将《雷公炮炙论》与宋代各本草方书所列制法相比较，可以发现，此时凡与服食有关的繁琐旧法多被废弃，代之以简易实用的炮制方法。这些方法对后世影响较大，如《小儿药证直诀》中的巴豆取霜，牛胆、南星、萝卜制雄黄，半夏曲、米泔水浸黄连等，均流传于后世。

宋代药物剂型中应用最广的是煮散。这一剂型是从唐五代延续下来的。至北宋时，煮散达到了鼎盛时期，汤剂反而很少应用。但是，滥用煮散，以散代汤是不合乎中医辨证论治传统的。北宋许多有名的医学人物均反对汤、散不分，因此经北宋医家的纠偏，煮散滥行之风至南宋渐次衰减。周密的《武林旧事》中记载了南宋作坊又有"生药饮片"的生产，这说明一定的规格化的切片在加工炮制中已经取代了舂捣成颗粒的旧法。

宋代医药的进步、工商业的发展，促进了中药炮制和制药的发展，这一时期出现了许多规模较大的制药工场。政府创办的和剂局提供了制药规范《太平惠民和剂局方》，使各地药局乃至民间药坊有了一定的制药准则，南宋许洪的《指南总论》集中讨论了处方、合和、配伍、禁忌及炮制等一系列问题。

在制药方面，宋代取得了引人注目的成就。秋石的制备，是宋代制药方面最为辉煌的成就。秋石是从人尿中提取的相当纯净的性激素制剂，它的制备法最早见于《苏沈良方》。《宝庆本草折衷》一书还记载："艾原甫又言有猪胆合为牛黄，其色赤，皆不可用。"尽管这一记载十分简单，且其成品尚不为当时医家所认可，但由此毕竟可以看出当时的药学家已了解到牛黄与胆汁之间的关系，并成功地用猪胆汁制成了红色的牛黄代用品。此外，宋代本草、方书中已有一些关于用升华法制取龙脑、樟脑的记载，发明红曲是宋代食品及医药上的重大事件，红曲经常被使用在治疗和食物着色，运用蒸馏技术提取某些挥发性物质的方法，也不断被引用到医药中来。在宋代，蒸馏器已较完备，并用于抽汞、取露、蒸酒。旧有制药技术也不断得到改善，其中比较突出的是丸衣的运用。

（四）栽培

由于宋代药业的发达，药物需求大为增加，药物栽培也得到很大的发展，许多药材栽培形成了一定的规模，如《彰明附子记》中记载，彰明一县四乡，年产附子十六万斤，且一直为宋人所珍视；《本草图经》云薯蓣："近都（今河南开封）人种之，极有息。"《本草衍义》云："牛膝，今西京（河南洛阳）作畦种，有长三尺者。"宋代浙江栽培的芍药、白术、白芷也已有盛名，许多品种已形成"道地药材"，栽培知识与技术已有相当积累。此外，据宋末周密《癸辛杂识》记载，浙江一带已能成功地栽培菌类植物茯苓，还值得一提的是北宋庞元英《文昌杂录》中第一次记载了人工淡水养珠法。

三、本草学家

1. 掌禹锡　字唐卿，许州郾城（今属河南）人。生于990年，卒于1101年。官至光禄卿直秘阁，除主修《嘉祐本草》外，曾参与编修《皇祐方域图志》等书。

2. 苏颂　字子容，泉州南安（今福建同安）人。生于1019年，卒于1101年。宋代著名科学家，在天文、历算等方面颇多建树，医药方面的造诣亦很深。苏颂学识渊博，尤其善于"观古鉴今"，他在主编《本草图经》时，充分发挥了这一特长，采用

《天宝》之例（即《天宝单方药图》），既绘药图，又录单方，把辨药与用药糅合起来，为宋代本草别开生面。

3. 陈承　祖籍四川蔺中。生活在 11～12 世纪间。陈承第一次将《嘉祐本草》和《本草图经》合而为一，编为《重广补注神农本草并图经》，并加上自己的部分见解。

4. 唐慎微　字审元，蜀州晋原（今四川崇庆）人。生活在 11～12 世纪间。元祐间（1068—1094 年）师事李端伯，迁居成都华阳。世为医，精于经方，每于经史诸书得一药名、一方论，必录以告，遂集为此书（《证类本草》）。

5. 寇宗奭　里籍不详。约生活于 12 世纪中，政和间为"承直郎澧州司户曹司"，寇宗奭从官南北十余年，留意于医药，在自己参与医疗实践的基础上，对药物的生产和辨别进行了大量的调查研究，编成《本草衍义》。此外，寇宗奭提出了药物的"气"和"性"应该加以区别，将传统的"四气"订为"四性"，对气臭学说发明良多。

6. 王继先　开封（今属河南）人。生年不详，卒于 1181 年。世业医，祖父以制"黑虎丹"出名，因号"黑虎王家"。王继先主持编写的《绍兴本草》从实际用药出发，对本草药物的性味功用进行了全面的考订，对临床用药有一定的贡献。

7. 王介　字圣与，号默庵。祖籍琅琊（今属山东），生活在 12～13 世纪间。王介将其生活所在的杭州地区部分植物药（局部）用彩色绘制于他的《履巉岩本草》书页上。其图形精美，为古代本草图绘之精品。

8. 陈衍　字万卿，号丹丘隐者。浙江黄岩人。生活于 1190～1257 年间。陈衍鉴于北宋本草"异同杂糅，泛切描淆"而南宋本草又简而未尽善，因此"笃志诠"，编成《宝庆本草折衷》一书。

第六节　金元时期

金元时期本草学也发生了重大变化，主要是注重临床用药的实际需要和药性理论的探讨。

一、本草文献

金元时期的综合性官修本草明显退居次要地位，以临床实用本草占主导地位，主要出自临床医家之手，如金代刘完素的《素问药注》《本草论》（《素问病机气宜保命集》第九），张元素的《珍珠囊》《洁古本草》，李杲的《药类法象》《用药心法》，元代李浩的《诸药论》、王好古的《汤液本草》、詹瑞方的《本草类要》、朱丹溪的《本草衍义补遗》、徐彦纯的《本草发挥》等，这些大多属于同一体系，重在阐发药性理论，提炼概括药物功用。食疗本草或食疗类著作有较大发展，主要有元代忽思慧的《饮膳正要》、吴瑞的《日用本草》，以及李鹏飞的《三元参赞延寿书·饮食有度》、汪汝懋的《山居四要·养生之要》。此外，元代胡仕可的《本草歌括》和何士信的《补注本草歌括》则是便于诵读的启蒙读物。

1.《珍珠囊》　金代张元素著，成书于 12 世纪，又称《洁古珍珠囊》，是金代较有代表性的药学论著，主要讨论了 100 种（一本为 113 种）药物的气味（厚薄）、阴阳、升降、浮沉、补泻、功用、归经、配伍宜忌等。张元素的有关论述系将《素问》中所涉药性理论和具体药物结合起来，进而将药物的性、味、臭、色等与脏腑相联系；按十二经归类诸药性能，将归经学说首次系统化、具体化。药物的基本性能比过去大为扩充，辨析药物性能也更为细致。《珍珠囊》一书现已不存，但以此单独名书的刊本可见于元代杜思敬《济生拔粹》（1315 年），明刊《医要集览》所载，系与《药性赋》合刊（各用本名），两书所载，内容颇有出入。

2.《药类法象》与《用药心法》 金代李杲著，成书年代不明。《药类法象》重在药性理论的归纳，主要概述：天地阴阳与气味的属性，气味厚薄、清浊与趋向；气味的升降浮沉；举例言气味厚薄、阴阳升降与功能；各脏腑的药物气味补泻；按风升生、热浮长、湿化成、燥降收、寒沉藏等五类，列举药物百味；论药物标本阴阳；五方之正气味。《用药心法》概述药物的临床应用，主要有随证治病药品；配伍用药凡例；引经报使药；以药性、脏腑理论为据，论随证制方大法；方剂君臣佐使的确定；阐述《素问》治法纲要；论述用药部位，药之新陈、剂量、煎药、服法等。以上两篇的内容，比张元素《珍珠囊》更加广泛而系统，各专题的纲领性表述亦较精当，对后世用药颇有影响。

3.《汤液本草》 元代王好古撰，成书年代约在 13 世纪末。该书 3 卷，上卷为总论，首列"五脏苦欲补泻药味""脏腑泻火"，以下为东垣先生"药类法象""用药心法"和海藏老人"汤液本草"三部分内容。前两部分已如前述，后一部分含五官、五伤、五走，服药可慎，七方、十剂等，是王好古关于用药宜忌和方剂配伍上的研究心得。卷中和卷下分草、木、果、菜、米谷、玉石、禽兽八部，载药 228 味，除择要引用《本经》以下各家本草、方书外，特别增入当代名医张元素、李杲的论说。《四库全书提要》谓："好古此所列，皆从名医试验而来，虽为数不多，而条例分明，简而有要，亦可适于实用之书矣。"

4.《饮膳正要》 元代饮膳太医忽思慧著，成书于 1330 年。该书系作者"将累朝亲侍进用奇珍异馔，汤膏煎造，及诸家本草，名医方术，并日所必用，谷肉果菜，取其性味补益者，集成一书"（《饮膳正要·序》）。全书共 3 卷，卷一为养生避忌、妊娠食忌、饮酒避忌和聚珍异馔等。聚珍异馔收载了各式饮食 94 种，大多具有治疗作用。卷二继续载列各式饮膳，包括诸般汤煎、神仙服饵、食疗诸病等。卷三分米谷、兽、禽、鱼、果、菜诸品及料物，介绍食疗饮膳的原料 230 种，其中附图 168 幅，较为精美。所载原料和饮膳大多带有浓厚的北方少数民族（以蒙古族为主）的特色，如回回豆子、八担仁、必思答、八儿不汤、鸡头粉馄饨、葛粉羹、葡萄酒、阿刺吉酒（烧酒）等。该书偏于食补，主要以健康人膳食标准立论，并很注意饮食卫生，明显具有营养学意义，为蒙元时期重要的食疗营养著作，对饮膳烹饪制作也有较大参考价值。

5.《日用本草》 元代海宁医士吴瑞 1329 年编撰。吴瑞参考本草与历代名贤所著以及道藏、方书、古来饮食避忌诸法等著成此书。其摘取本草中日常所用和切于饮食者 540 余品，分米、谷、菜、果、禽、兽、虫、鱼等八门，较唐《食疗本草》数量大增。由于作者系外郡医家，远离宫闱，与《饮膳正要》立意不同，该书主要为普通民众所著，堪称一部有实用价值的食疗本草类的专著。

二、本草学术

金元时期本草学的发展中，以药性理论和食疗本草的成就最为突出。

（一）药性理论

1. 药物法象与气味厚薄升降浮沉 法象学说即法自然之象，推衍药性原理。尽管在宋代已有人提出异议，但在金元时期仍然十分流行。如金元时医家成无己在《伤寒明理论·自序》中提出："是以制方之体，欲成七方之用者，必本于气味生成。"其后，刘完素著《素问药注》推演五脏气味补泻，皆本《素问》及《圣济经》的旨意，他在《素问病机气宜保命集·药略》中指出药物的"轻枯、虚薄、缓、浅、假宜上，厚重、实润、深、真、急宜下，其中者宜中"与药物的形、色、性、味、体相配合，实为药物法象的简要图式。他的思想在易水学派张元素等基础上发挥，主张药物以五行、五色、五味、五体各随脏腑所宜，这种学说受到当时许多医药学家的重视，成为金元本草学中突出的药性理论。

气味厚薄、升降浮沉论认为药物作用的发挥，取决于升降浮沉之性，而其实质取法于天地气味厚薄所赋予药物的阴阳属性。气味相合而成药性将自然之象，上升到气味厚薄、升降的阴阳属性上。例如张元素认为，天赋四气（寒热温凉），地与六味（酸苦甘辛咸淡），"味为阴，味厚为纯阴，味薄为阴中之阳；气为阳，气厚为纯阳，气薄为阳中之阴。味厚则泄，味薄则通；气厚则发热，气薄则发泄"，从而系统化了阳气上升，阴味下降的基本理论。他认为以药性阴阳法人身之阴阳，进而以药性之升降调节人身之升降，即是药物法象的基本原理。当然这样的说理也存在着问题，如以"根升梢降"来指导用药，"病在中焦用身，上焦用根，下焦用梢"认为："凡根之在上者中半己上，气脉之上行也，以生苗者为根；中半已下，气脉之下行也。"这显然是臆测和想象而已。

金元医家还用法象之气味厚薄、升降浮沉之理归类药物，从而按天地五运之象，将药物分为"风升生、热浮长、湿化成、燥降收、寒沉藏"五类，即：风药气温味薄，其性是升，犹春生之意，凡酸、苦、咸味之薄者、平者皆属之，包括防风、羌活、升麻、柴胡、葛根、威灵仙、细辛、独活、白芷、桔梗、川芎、麻黄、薄荷等。热药气厚上浮，如夏之长养万物，辛、甘、温、热者皆属之，包括黑附子、干姜、川乌、肉桂、厚朴、丁香、吴茱萸等。温药兼以生长收藏四化之用，气平兼寒热温凉，味淡兼辛甘咸苦者属之，包括黄芪、人参、甘草、当归、熟地黄、阿胶、白术、苍术、陈皮、槟榔、青皮等。燥药气之薄者，除温降气，如秋之收敛，辛、甘、淡、平而寒、凉者属之，包括茯苓、泽泻、猪苓、滑石、瞿麦、车前子、木通、灯心草、五味子、白芍、桑白皮、麦门冬、犀角、乌梅、地骨皮、连翘。寒药味厚下沉，犹冬气闭藏，酸、苦、咸、寒者属之，包括大黄、黄柏、黄芩、黄连、石膏、龙胆草、生地黄、知母、汉防己、茵陈、栝楼根、牡蛎、玄参、栀子等药。

法象药理带有明显的臆断性，其运用类比法，试图从药物气味的基本特征入手，结合临床应用，建立完善的药性理论体系，这种努力无疑是有益的。

金元以来，临床用药多着意于药物升降浮沉的配合与运用，但这并不取决于药物的法象，而是和药物的具体性能有关。

2. 归经和引经报使 归经是指药物所作用的脏腑经络，引经报使是指引导其他药物的药力达到病所。《本经》中就已涉及中药归经一说，直至金元经河间学派刘完素，易水学派张元素、王好古的研究、总结和发挥，归经和引经之说上升为本草药性理论的重要内容之一，并在实践上被普遍重视起来。这一理论的系统化过程，反映在张元素的《医学启源》《珍珠囊》和王好古的《汤液本草》等著作中。归经、引经理论之所以受到金元医家的重视并加以系统化，是与宋代医学的发展密切相关的。宋代印刷术的进步，医药书籍得以普及，使医家有可能涉猎历代重要文献，加之《五脏图》《存真图》的问世推动了解剖知识的发展，医药学家面临《素问》《伤寒论》等相关书籍及本草、解剖等诸多不同的论述内容，必须进行统一的理论解释，从而在脏腑经络与药性关系的表述上，逐步完善了归经与引经学说，实质上归经理论意在强调药物作用的定位性。

根据这一学说，可以按经选药，使药力专一，如同为泻火药，《医学启源·用药备旨》记载："黄连泻心火，黄芩泻肺火，白芍药泻肝火，知母泻肾火，木通泻小肠火，黄芩泻大肠火，石膏泻胃火。柴胡泻三焦火，须用黄芩佐之；柴胡泻肝火，须用黄连佐之，胆经亦然。黄柏泻膀胱火。"可见各种泻火药的作用部位并不相同，必须选择应用。

药物归经是药物作用的重要特性。然而组方配伍中常碰到一药归几经，或有悖于归经理论的现象。因此又总结出了"通经以为使"的引经药，可以导引某些药"归经"，或改变其归经，使药力集中于某一经络脏腑，充分发挥药物的作用。《医学启源》等书就记述了各经引用的药物，如太阳经用羌活，在下者黄柏；少阳经用柴胡，在下者青皮；阳明经升麻、白芷、石膏；太阴经白芍；少阴经知母；厥阴经青皮，在下者柴胡等。

归经与引经理论弥补了中药四气五味等原有药性理论不够完备的缺陷，更有利于指导临床用药实践，后经明清许多医家的不断阐述，现已成为中医临床用药的重要理论之一。

3. 脏腑标本药式 脏腑标本药式是结合脏腑病机理论的用药模式。《医学启源》强调："夫人有五脏六腑，虚实寒热，生死逆顺，皆见形证脉气，若非诊察，无由识也。虚则补之，实则泻之，寒则温之，热则凉之，不虚不实，以经调之，此乃良医之大法也。"基于这种认识，张元素便从各脏腑生理特点着手，归纳各脏腑寒热虚实病证、病种和预后情况，结合《素问》《灵枢》脏腑经络病证、五脏苦欲补泻等论述，汇成以脏腑经络为核心的辨证论治系列。治分标本、寒热、虚实，既有寒热直折、虚补实泻的对症治法，又充分考虑脏腑苦欲善恶，从相关脏腑的生克关系中把握治疗枢机。如肺，首列其生理，次列本标病证，再分虚实寒热标本治法。脏腑标本药式将脏腑证治用药规范化，并使之由博返约，医者可执简驭繁，根据脏腑证治原则，选用相应适合的药物，因而具有较高的实用价值。金元医家多推广之。脏腑标本药式，作为极有特色的脏腑用药模式，后被明代李时珍的《本草纲目》收载在序例中。

（二）食疗本草

元代天历年间忽思慧的《饮膳正要》与吴瑞的《日用本草》，从不同侧面反映了这一时期食疗营养学的发展水平。《饮膳正要》主要反映了宫廷饮膳生活特色，保存了蒙古族与西北各民族食养的宝贵资料。贯穿全书的宗旨是"取其性味补益"，食之"免于致疾"。书中一方一物，唯务实用。该书简要介绍了 230 种食物原料的性味功用和各种食疗配方、烹饪方法，强调饮食卫生，对研究中国，尤其是北方民族的饮食营养和卫生保健提供了重要资料。

三、本草学家

该时期主要医药学家有张元素、李杲、王好古、忽思慧等。

1. 张元素　字洁古，生于 1151 年，卒于 1234 年，易州（今河北省易县）人，故其学派称易水学派。张元素为金元时期最早的医药革新派之一，生平著述甚多，相传有《医方》50 卷，以及《珍珠囊》《洁古本草》《医学启源》《脏腑标本寒热虚实用药式》《产育保生方》《补阙钱氏方》等，惜散佚者多，只有《医学启源》《脏腑标本寒热虚实用药式》比较完整地保存下来。张元素关于药性理论及其归经、引经的论述，以及对许多常用药物药性的记述对后世影响甚大。

2. 李杲　字明子，生于 1180 年，卒于 1251 年。世居真定（今河北省正定县），因汉初为东垣国，故晚号东垣老人。他对发展易水学派的药性理论和提炼药物的功用有重大贡献，创立李杲脾胃内伤学说并形成其治法用药特色。李杲的代表作主要有《药类法象》《用药心法》《脾胃论》《内外伤辨惑论》和《兰室秘藏》等。弟子罗天益、王好古传其学。

3. 王好古　字进之，号海藏老人，元代赵州（今河北省赵县）人。生于 1200 年，卒于 1264 年。初后受业于张元素、李杲，为易水学派之中坚。生平著述有《汤液本草》《阴证略例》《医垒元戎》《此事难知》《仲景详辨》《活人节要歌括》《伤寒辨惑论》等，大部分已佚。

4. 忽思慧　又名忽思辉，元代蒙古族人，生卒年代不详，为食疗和营养学家，延佑年间（1314—1320 年）任饮膳太医，主管贵族饮食烹调。他在总结自己经验的基础上与官至赵国公的普兰奚合作，于 1330 年著成《饮膳正要》。

第七节　明代

明代中叶 16 世纪，医药方面的成就尤为突出，出现了杰出的医药学家李时珍及其《本草纲目》，对后世产生了极为深远的影响。明代中后期，本草著作数量迅速增多，并富有特色，呈现前所未有的繁荣局面，在药物的品种基源、生境生态、栽培采收、药材鉴定、炮制、功用的总结研究，以及新药数量的增加等各个方面，都有很大的进步，在一定程度上推动了本草学的发展。

明代对外交流频繁，促进了中外贸易的发展，也促进了包括医药在内的科技文化交流。当时我国医药学不断传入欧亚非各国，西方医药学知识也传入我国，引起了我国学者的关注。

一、本草文献

（一）概述

明代的本草丰富，数量众多，涉及学术范围广泛，临床实用的本草占有较大比例，药性歌括式的读物十分流行。综合性本草和某些专题性本草种数不占优势，但其学术发展上却占有重要地位，具有较高的学术价值。

1. 临床实用本草 明代中期以前的本草多沿袭北宋后期偏重临床功效总结和金元以来重视药性理论的探讨，两者逐渐汇合交融，出现了许多切合临床实用的本草，如明初徐彦纯集录金元诸家的药物论述，编写成《本草发挥》，其后王纶选择常用药物，集诸家之说，删繁节要，编成《本草集要》，为临床用药提供了便利。汪机继王纶《本草集要》之后，加以扩充，著成《本草会编》，但"无的取之论"，不甚可取。陈嘉谟在分析《大观本草》《本单集要》和《本草会编》三书基础上写成了《本草蒙筌》，颇受医药学家的好评，在明代中期影响很大。明代中期的节要本草还有薛己的《本草约言》，其中《药性本草》收常用药 287 种；周恭的《医说会编·用药药戒》集药论 59 条；贺岳的《药性准绳》与《医经大旨·本草略》，摘金元医家论药 70 种。此外，李暲的《汤液本草》、戴思恭的《类证用药》、解延年的《本草集略》、徐彪的《本草证治辨明》等，也是为适应临床用药而编撰的，但多已失佚。

明代后期的临床实用本草内容更加充实，而且各具特色，如皇甫嵩的《本草发明》述药 600 余种，各药设"发明"一项，分专治与监治两法介绍功能应用。方谷的《本草纂要至宝》述药百余种，另附"明经法制论""用药权宜论"等篇。方有执的《伤寒论条辨·本草抄》，抄录 91 种药物的资料，可作为学习《伤寒论》的参考。杜文燮的《药鉴》设药性总论，载寒、热、温、平四赋，各论扼要分述 137 种药物的性能和应用。其后杨崇魁的《本草真诠》，集录《证类本草》《本草集要》《本草蒙筌》等书的资料编辑而成，归经引经的内容记述较详细。李中梓的《药性解》简述药物性味、归经、主治，以按语注明用药要点。《医宗必读·本草徵要》记述了药物的功能、主治，简明适用。《本草通玄》在前两种书的基础上"扼要删繁，洞筋擢髓"，并有提高。顾逢伯的《分部本草妙用》强调引经、补泻，前 5 卷按五脏分部，后 5 卷按药效类药，其分部仿兵书列阵之法。肖京《轩岐救正论·药性微蕴》涉及百余种常用药物，论药不拘泥于一药一论，常三四味，甚或十多味药同时比较论述，颇有新意。

2. 药性歌括 药性歌括是将药物的药性、功能编为歌诀，便于初学记忆和应用的一种本草学入门之作。药性、功能与应用之间有必然的联系，掌握药性、功能是认识和应用药物执简驭繁的好方法，药性歌括是临床实用本草另一简捷的表现形式。

明代中叶以前的本草歌括有李杲的《珍珠囊指掌补遗药性赋》、刘纯的《本草歌括》、杨澹庵的《用药珍珠囊诗》、熊宗立的《药性赋补遗》、傅滋的《药性赋》、严萃的《药性赋》、冯弯的《药性赋》、罗必伟的《太医院青囊药性赋》等，明代后期流传较广的是龚廷贤《药性歌》和《药性歌括》。药性歌诀的流行有其优点，但不利于深入理解和掌握药物的主治、兼治及药物特性。

3. 论述药理功用的本草 明代还出现了多种偏于论述药理、功用的本草。除大型综合性本草《本草纲目》外，还有缪希雍的《神农本草经疏》。该书在注疏《本草经》药物过程中，阐发了很多药性理论。倪朱谟的《本草汇言》则以《本草纲目》为依据，论证了数百种常用药物。贾所学的《药品化义》以药物的各种自然属性和功能为依据，归类论述药物，别具一格。卢子颐《本草乘雅半偈》是一部侧重探讨药理的本草。卢子颐选药谨严，详于辨析药物功能、主治。对药物的理论阐释，从名称、形态、生态等入手推衍，因受佛教影响，常以佛理结合儒理来阐释药理，使药理变得虚玄，缺乏实用性。张介宾的《景岳全书·本草正》论述药物密切结合临床实际，辨析功用要点、用药宜忌，不乏精辟的见解。李中梓的《本草通玄》论理切实，阐述用药经验，纠正前人谬误，为探索药理、论述功用之佳作。

4. 救荒和食疗类本草 这两类本草均以食物为研究和记述的对象，救荒类本草主要在于寻求救荒的食物，食疗类本草主要在于利用食物养生保健以及防治疾病。救荒类本草在宋元时已经出现，至明代更趋兴盛。影响较深远，对丰富我国的食用植物作出较大贡献的首推朱橚的《救荒本草》。书中记载了 400 多种可供食用的植物。王磐的《野菜谱》，集野菜 60 种。明末姚可成又据此补充 60 种，撰成《救荒野谱补遗》，均有附图、注解。周履靖的《茹草编》是一部可供食用的野生植物专著，收载浙江的野生植物 102 种，附图精美。鲍山的《野菜博录》收载野菜 435 种，其中 43 种是新增的，亦有附图，所记述的性味、应用多从实际体验得来。

明代在饮食营养、烹饪制作等方面有了进一步发展。外来食物如玉米、甘薯、落花生、番茄、向日葵的传入和推广种植，野生慈姑、茭笋等的栽培，丰富了食用植物的种类，为食疗创造有利条件。薛己的《食物本草》记载日常食物近 400 种。吴禄的《食品集》载食物 342 种，实际是薛己《食物本草》的改编本。宁源的《食鉴本草》，取兽、禽、虫、果、蔬菜、味等食品百余种，简述效用，并附前人论说及方剂，纲目分明。吴文炳《药性备全食物本草》，收载食物 459 种，采自诸家本草。赵南星《上医本草》，载食物 230 余种，资料取自《本草纲目》。署名为李杲编辑、李时珍参订、姚可成补辑的《食物本草》，约成书于明末，是我国现存内容丰富的食疗专著。全书共分 58 类，2000 余条，实际收载药食两用物品 1689 条，分类细致、解说较详，并对全国各地 654 处著名泉水进行了较详细的介绍，因大部分资料摘自《本草纲目》，故作者至今难以考定。

综合性医书方面，徐春甫的《古今医统》记录了多种饮食物，如茶、汤、酒、醋、酱油、蔬菜、肉类、鲜果、酪酥、蜜煎诸果等。多种养生类书中也有食疗专篇，有的可独立成书。如周臣《厚生训纂》的《饮食篇》，辑饮食宜忌有关内容 184 条；高濂《遵生八笺》中的《饮食撰服笺》，记载 64 种蔬菜和另外 100 种食物，其中汤类多至 32 种，粥类 38 种，记载极为详细。韩奕的《易牙遗意》重在膳食制作，而食药类等篇多与食疗有关。

5. 综合性本草与地方本草 李时珍的《本草纲目》，广搜博采，集历代本草之大成，是一部影响深远的综合性本草。《本草品汇精要》为明政府的官修本草，也具有综合本草的规格。《滇南本草》则有明确的地区性，属于地方本草。

6. 《本草经》辑佚类本草 明代卢复据《证类本草》和《本草纲目》所引《本草经》原文，按《本草纲目》所载《本草经》目录，辑成《神农本经》3 卷（1616 年），收入《医种子》中，这是现存最早的《神农本草经》辑复本。

明末医家对《本草经》十分推崇，除辑复《本草经》外，还有缪希雍撰著《神农本草经疏》，意在"发神圣千古之奥以利万世"。

7. 药材鉴别类及药图 药图的绘制对于辨识药物、保证用药的正确性至关重要。李中立的《本草原始》是首见的此类专著。《本草蒙筌》对药材真伪优劣的识别颇为重视，《本草纲目》的"集解""正误"中也不乏这方面的内容。《本草汇言》附有药材图 180 余幅，有时一药数图，如条黄芩、片黄芩、枯黄芩等，但药材的辨识有与《本草原始》相似之处。

明代本草中药图较多见，有墨线图，也有彩图。属于墨线图者，有《本草纲目》《滇南本草》《救荒本草》《太乙仙制本草药性大全》等，以《救荒本草》附图最佳。属彩图者，有《本草品汇精要》、佚名的《食物本草》，以前者为优。明末画家周祐、周禧合绘的《本草图绘》，描绘精细入微，根据考证，其图片源自《本草品汇精要》。

8. 炮制类 明代本草著作多涉及炮制内容，尤其是《本草纲目》集录了前人和当时极为丰富的炮制资料。《本草蒙筌》对炮制也有系统的总结。李中梓《本草通玄》的炮制法结合个人研究心得，不同于古法者甚多。钱允治辑有《雷公炮炙论》佚文 135 条，散入李中梓《药性解》各药之下，名为《镌补雷公炮制药性解》。综合性医书如罗周彦《医宗粹言》有"制法备录"专篇，内容亦较充实。张景岳《景岳全书·本草正》对于炮制也有不少新的见解。这些图书都不是炮制专书。

明代炮制专书较少，其中以缪希雍的《炮炙大法》影响较大。该书载药 439 种，颇为实用。其他有价值的炮制内容，多见于综合性本草及一些医书中。

（二）主要本草

明代的本草数量和类别较多，同一类别的本草也有多种。

1. 《本草纲目》 李时珍在"书考八百余家"的文献研究的基础上，对药物进行了长期的实地考察，并通过临床应用，掌握了大量用药和辨药经验，从而撰成《本草纲目》（简称《纲目》）。他采用多学科综合研究的方法，析疑纠错，去伪存真，历时 27 年，在万历六年（1578 年）完成了这一不朽杰作。全书共 52 卷，约 200 万字，运用提纲挈目、纲举目张的体例形成比较严密的系统。总论分设专题，系统地展示了本草学的理论体系，设"百病主治药"专篇，以便临床选用药物。各论分水、火、土、金石、草、谷、菜、果、木、服器、虫、鳞、介、禽、兽、人等 16 部（每部有概论 1 篇），下分 60 类。收载以前各家本草的药物 1518 种，新增药物 374 种，共为 1892 种。附方 11000 多首，绘图 1109 幅（彩照 17）。每味药物按释名、集解、正误、修治、气味、主治、发明、附方、附录等项目叙述，内容翔实。作者并不局限于前人资料的汇集整理，在本草学的各个领域都进行了新的开拓，取得了丰硕的研究成果，极大地丰富和发展了我国的本草学。《本草纲目》既是药学与医学的著作，又是对当时动物学、植物学、矿物和冶金学等相关知识的科学总结，其影响远远超出了本草学范围，在世界自然科学史上谱写了光辉的篇章。

明代以前综合性本草的编撰形式，基本上采用以《本经》为核心，层层包裹加注的辑录方法。李时珍在分析各种编写体例的基础上，将药物各方面的内容纳入其自身的纲目体系，即"每药标正名为纲""首以释名，正名也；次以集解，解其出产、形状、采取也；次以辨疑正误，辨其可疑，正其谬误也；次以修制，谨炮炙也；次以气味，明性也；次以主治，录功也；次以发明，疏义也；次以附方，著用也"。各条药物的编写，则以总体为纲（计一条），部分为目，如标"桑"为纲，桑根白皮、皮中白汁、桑椹、桑叶、桑枝、桑柴灰等俱为目。一条而兼赅数品者，以总类为纲，各品为目，如"蘖米"为纲，分别以粟蘖（粟芽）、稻蘖（谷芽）、麦蘖（麦芽）为目。正品为纲，附录品为目，如鼊蠡为纲，附录吉丁虫、金龟子、腆颗虫、叩头虫、媚蝶为目。

药物的每一项目内，又是以大字为纲，小字为目，如白术"气味"项，"甘，温，无毒"大字为纲，下列《别录》等七家之言，以小字注说为目。

《本草纲目》的纲目体系贯穿全书。如以"历代诸家本草"为纲，分别以《本经》《别录》《桐君采药录》《雷公药对》等 42 家本草名著为目。每种本草，又以书名为纲，大字书写；下列前人和自己的解题数家，以小字书写为目。又如百病主治药（卷三、卷四）总列 113 个病证，排列有序。以病名为纲，病机（或证候）为目，如"呕吐"为纲，下设"痰热""虚""积滞"三项病机（或证候）为目，各目下再列举各主治药物，也有以病名为纲，治法为目者，如以"吐血、衄血"为纲，"逐瘀散滞""滋阴抑阳""理气导血""调中补虚""从治"等治法为目，目下再列各种相应主治药物。总之，李时珍的纲目系统和严密科学的编写体例，是我国综合性本草中最为完备、容量最大的全方位立体式纲目体系。

《本草纲目》的贡献是多方面的，主要有以下几点：

（1）全面总结了 16 世纪以前我国的药学。"包蕴宏富，且多存今日已亡之书"，为研究和发展我国传统药学最重要的文献典篇。

（2）发明药物效用。各药"发明"一项，是他对药物的临床功效、用药要点、药理作用和特点的理论阐述及经验总结，其中有许多新发现、新经验和精辟的药论。

（3）极大地丰富了中医学宝库。《本草纲目》一书蕴藏了丰富的中医学理论知识，如提出"脑为元神之府"的新见，明确论定脑是精神活动的中枢。第一次揭示了牛黄是牛的胆结石，并天才地推论出人的胆结石症，首创以冰外敷病人胸部来降温退热，治疗急性热病的高热神昏。又如创蒸汽消毒法预防瘟疫，散见于《本草纲目》中的《濒湖医案》与《集简方》，更是临床医学的宝贵资料。

（4）纠正本草中的错误和臆说。李时珍崇尚实践，深入观察，对于历代错误邪说，均行批判，给予纠正，如指出相信服食"金丹"长生不老，服食雄黄、黄连、芫花、泽泻等可以成仙不死等迷信说法的危害性。对于前人关于草子变鱼，马精落地变锁阳等臆说及药物品种基原或分类方面的错误皆予以纠正。

由于历史条件的限制，《本草纲目》仍存在一些问题。如仍相信妊妇食兔肉"令人缺唇"，古镜"能辟邪魅"，寡妇床头土治"耳上月割疮"等不科学之说。他在生物发生上虽有不少正确的论述，但也相信"烂灰为蝇""腐草为萤"的臆说。然而瑕不掩瑜，《本草纲目》成书以后，流传广泛，惠泽后世，至今不朽。

《本草纲目》于1593年刊行后，结束了《证类本草》在药学界近五百年的主宰地位，从此开始了我国药学以《本草纲目》为中心的时代。依托该书删繁节要或补缺扩充而成的著作，成为明代后期与清代本草的一个重要方面。

2.《本草品汇精要》 弘治年间（1488～1505年），刘文泰、王磐等负责编辑《本草品汇精要》，其编辑的宗旨是"删《证类》之繁以就简，去诸家之讹以从正"。定稿于弘治十八年（1505年），简称《品汇精要》，共42卷，分为玉石、草、木、人、兽、禽、虫鱼、果、米谷、菜等10部，每部又分上、中、下三品，共收药物1815种。每药分为名、苗、地、时、收、用、质、色、味、性、气、臭、主、行、助、反、制、治、合治、禁、代、忌、解、膳等24项记述。分项述药，增绘彩图是其主要特色，资料多取自前代本草，新增内容不多，是我国封建社会最后的一部官修本草，未曾在历史上发挥过作用。

3.《本草集要》 弘治九年（1496年），王纶选常用药物编成《本草集要》10卷。全书分为三部分：上部为总论，收载《证类本草》序例的内容与金元药理学说；中部为各论，基本上还是《证类本草》的分类法，将药物分为草、木、菜、果、谷、石、兽、禽、虫鱼、人等部，各药记载取《证类本草》及金元诸说"参互考订，删其繁芜，节其要略"，对药物的基原、药材等不予收录；下部"药性分类"2卷，又将药物分为气、寒、血、热、痰、湿、风、燥、疮、毒、妇人、小儿等12门，门下分类，各列相应药物，简述药性，"以为临床用药制方之便"。这种按病因、病机分类药物的方法，发展了陶弘景的"诸病通用药"分类，为临床选药提供便利，是一种较好的临床实用本草，但本书对药物内容并无新的增补。

4.《本草蒙筌》 嘉靖年间，陈嘉谟在《大观本草》《本草集要》和《本草会编》三书基础上，编写出《本草蒙筌》（1565年）。该书分为12卷，分类按《本草集要》部次。载药742种，详述447种。附有药图，多来源于《大观本草》。卷前的总论是摘录《证类本草》及金元诸家之说，对于药物的鉴别、贮藏、炮制等设专题论述。绘制药材图约30幅，补充了许多药物的产地、采收、药材鉴别、贮藏方法与炮制方面的内容。在许多药物下提出了自己的见解，避免了《大观本草》"意重寡要"和《本草会编》"无的取之论"的弊端。该书主要采用韵语写成，便于记诵，是一种启蒙入门、简要实用的本草。

5.《本草经疏》 《神农本草经疏》简称《本草经疏》，由缪希雍编写，初刊于

1625 年。该书从《证类本草》中选出 490 种药，以《本草经》药物为主，分别用注疏的形式加以发挥。总论（即序例）自撰"原本药性气味生成指归""药性主治参互指归""药性简误指归""药性差别论""论治吐血三要"等药学理论及"诸病宜忌药"33 篇，颇多精辟的见解。各药主治取自《本经》《别录》，下列"疏""主治参互""简误"三项。疏者，据经疏义，详述药理；主治参互者，备列诸方，以便临床采用；简误者，述其偏性，以防误用。该书在药性理论和临床用药方面均有新意，对药学理论的发展有比较深远的影响。

6. 《本草汇言》 倪朱谟《本草汇言》（1624 年）收载常用药物 581 种，以引用《本草纲目》的资料为主，兼取当时医家的言论进行归纳补正，删繁去复，附以验方。卷首列药图 530 余幅，约有 180 幅药材图。在药物论述上注重联系当代临床用药的实际。

7. 《药品化义》 贾所学《药品化义》约刊于 1644 年。卷首诸论为李延罡 1680 年所补，探讨药物性能与炮制、产地、品种的关系。卷一为"药母"及"辨药八法"，相当于总论。以体、色、气、味、形、性、能、力作为"辨药指南"。各论收药 148 种，分为气、血、肝、心、脾、肺、肾、痰、火、燥、风、湿、寒 13 类，每药按辨药八法分别说明，药论之后多以小字注出药品特征、简要炮制，颇切实用，其药物分类是在综合气血、五脏和病因三种辨证方法的基础上进行的，较王纶的《本草集要》有所进步，论述药物也能突出各药的功能。

8. 《滇南本草》 兰茂（1397—1476 年），通过调查采访和药用功能的研究后，编成《滇南本草》。全书载药 400 余种，吸取滇南少数民族的药物和用药经验，是我国现存较重要的一部地方本草。特点是药物名称多用地方土名，便于当地医生与群众共同识别。

9. 《救荒本草》 《救荒本草》初刊于 1406 年。作者朱橚是朱元璋第五子，选定可供灾荒时食用的植物 414 种，记述其名称、产地、形态、性味良毒、食用部位和加工烹调方法。内容精炼而充实，均为实际观察的记录，并请画师将植物的枝干、花、叶、果实等精心绘制成图，既是我国 15 世纪初之药、食两用的植物学著作，也是精美的植物图谱。在农学、药学及植物学上均有较大的价值，为救荒食物类本草中最为杰出的代表之作，书中有 276 种植物为以往本草所未收载。

10. 《食物本草》 薛己《食物本草》（1520 年），为《本草约言》的卷三、卷四，收载日常食物 385 种，丝瓜、落花生为首次记载，每一物品注出性味、功能，并引用前人部分资料，收述丹溪之言较多，并偶记物品形态、产地，文字简练，录方甚少。书中每类食物均有小结，如谷类主张多种有营养的黄谷；谓蔬菜可疏通肠胃，有益于人。该书更近于营养学范围，书成之后托名重刊者甚多，流传较广。

11. 《本草原始》 《本草原始》（1612 年）系李中立从《本草纲目》中摘取 452 种药物的释名、产地、形状、性味、主治、修治及附方，经改编节要而成。特点是偏重于药材的辨识，绘制 379 幅药材图，旁有简洁的文字指示鉴别特点，因此它是研究明代药材状况的专业性著作。

12.《炮炙大法》　《炮炙大法》成书于 1622 年，为缪希雍编写炮制专著，首列"雷公炮制十七法"，记载 439 种药物的炮制法。书中引录《证类本草》中《炮炙论》佚文 172 条，补充了一些后世的制药方法，并注意判别药材真伪优劣，备载反恶畏忌。书末附用药凡例，系制药服药的一些基本知识，此书为明代较有影响的炮制专著。

二、本草学术

明代本草学的蓬勃发展不仅表现为著作繁多，药物数量增加，更表现为学术的发展与进步。

（一）生药学知识与药物生产技术

明代前期医药学家所著述的本草，偏重于临床应用与药性理论，忽视了生药学方面的研究。明代后期随着对道地药材认识的加深和药物栽培技术的发展，医药学家在生药学方面普遍关注，促进了本草学的发展。

1. 基原、形态　李时珍对许多药物的基原、形态有详细的记述，如五倍子，前代各种本草均以为是植物的果实，而李时珍指出"乃虫所造也"。茺蔚，有很多别名，名称混乱，李时珍谓："此草及子皆充盛密蔚，故名茺蔚。其功宜于妇人及明目益精，故有益母、益明之称。其茎方类麻，故谓之野天麻。俗呼为猪麻，猪喜食之也。夏至后即枯，故亦有夏枯之名。"在"集解"项内，更将茺蔚的植物形态、生长环境、适宜气候、采收时节等详细记载，谓："茺蔚近水湿处甚繁，春初生苗如嫩蒿，入夏长三四尺，茎方如黄麻茎。其叶如艾叶而背青，一梗三叶，叶有尖歧。寸许一节，节节生穗，丛簇抱茎。四、五月间，穗内开小花，红紫色，亦有微白色者。每萼内有细子四粒，粒大如茼蒿子，有三棱，褐色，药肆往往以作巨胜子货之。其草生时有臭气，夏至后即枯，其根白色。"进一步纠正苏颂《图经本草》、寇宗奭《本草衍义》等各家对茺蔚的错误记载。

2. 药材鉴别　陈嘉谟对药材辨别及与此相关的产地、采收等通过实地考察、研究著录于《本草蒙筌》之中，如人参记载有："紫团参，紫大稍扁，出潞州紫团山；白条参，白坚且圆，出边外百济国；黄参，生辽东、上党，黄润有须梢纤长；高丽参，近紫体虚；新罗参，亚黄味薄。并堪主治，须别粗良。独黄参功效易臻……轻匏取春间，因汁升萌芽抽梗；重实采秋后，得汁降结晕成胶。布金井玉阑，入方剂极品。"这是对人参药材深入观察的记录。

《本草纲目》在药物鉴定方面，比《本草蒙筌》更为深入，如人参，《本草纲目》谓："今所用者皆是辽参……秋冬采者坚实，春夏采者虚软，非产地有虚实也。辽参连皮者，黄润色如防风；去皮者，坚白如粉。伪者皆以沙参、荠苨、桔梗采根造作乱之。沙参体虚无心而味淡，荠苨体虚无心，桔梗体坚有心而味苦，人参体实有心而味甘，微带苦，自有余味，俗名金井玉阑也。其似人形者，谓之孩儿参，尤多赝伪。宋代苏颂《图经本草》所绘潞州者，三桠五叶，真人参也；其滁州者，乃沙参之苗叶；沁州、兖州者，皆荠苨之苗叶；其所云江淮土人参者，亦荠苨也。并失之详审。今潞州者尚不可得，则他处者尤不足信矣。近又有薄夫，以人参先浸汁自啜，乃晒干复售，谓之汤参，全不任用，不可不察。"明末李中立基于对药材的深入研究，在《本草原始》中绘制了379幅药材图，有的还有断面图，凡此均反映了药材研究所达到的水平。

3. 药材与栽培 明代后期，仍强调道地药材，但已不拘泥于传统道地，而以药效为主要标准，重视合理栽培、养殖对发展药材的作用。

宋代就已知黄精、当归的栽培品优于野生品，明代已知川芎、牛膝、旋覆花也是家种优于野生，并发现北土栽培的地黄引种到浙江，虽生长良好，药材质地也光润，但药效较差（《本草蒙筌》）。牡丹、芍药经栽培驯化，变成重瓣花后，虽观赏价值提高了，但药效反不如单瓣的原种（《本草纲目》），这是对栽培驯化和异地引种所涉及的药效问题的深入考察。

明代栽培的药物已达200种左右，如附子、地黄、当归、牡丹、芍药、牛膝等，栽培的技术已经达到很高的水平，如四川栽培川芎已用无性繁殖的方法，"清明后，宿根生苗，分其枝，横埋之，则节节生根。八月根下始结芎䓖，乃可掘取，蒸曝货之"（《本草纲目》）。又如牡丹、芍药，以往主要采用分根繁衍法栽培，明代《牡丹八书》指出牡丹种子在八九月间成熟时就要采下来，而且要严格地控制在中秋节以前下种，如果春天播种，就要等到一年后才发芽。

我国东北栽培人参，在明代已有记载。根据《本草纲目》记载，收子后"于十月下种，如种菜法"，说明那时已掌握人参的生态条件，并知道人参种子成熟后，其胚需要休眠后熟，进一步完成其生理变化，故于秋天收子后即予播种，切忌将种子干燥放置过冬。这在尚未发明催芽技术的古代，其栽培方法是十分成功的。

明代药学家主张随着时代的变迁来认识"道地药材"，如黄连，在南北朝时以东阳、新安为胜。唐时以澧州为胜。宋时以宣城为胜。至明代，李时珍指出："今吴蜀皆有，惟以雅州、眉州者为良，药物之兴废不同如此。"又如地黄，前代本草所载道地产区不一，"今人惟以怀庆地黄为上，亦各处兴废不同"（《本草纲目》）。这些文献记载对我们发展中药材生产有重要指导意义。

（二）药性理论

1. 药物分类 明代早期，王纶《本草集要》仍宗《证类本草》的分类，只是将草部移于前面，人部移于最后。但在"药性分类"中列气、寒、血、热，痰、湿、风、燥、疮、毒、妇人、小儿12门，为按病因病机对药物分类检索提供参考，取得药物分类的新进展。众多的药性歌括则按寒、热、温、平的药性进行归类。明末贾所学《药品化义》按药物的临床应用分为气、血、肝、心、脾、肺、肾、痰、火、燥、风、温、寒等13类，较《本草集要》又前进了一步，可视为按药物功效分类的过渡形式。

李时珍在继承前人分类法的基础上创立了当时具有世界先进水平的自然分类系统，即16部，60类的多层次的纲目系统。把药物分成无机物、植物、动物三界，并把人和物区分开来。按照"从微至巨""从贱到贵"的原则，区族析类，振纲分目，进行排列。这是中古时代最完备的自然分类系统，体现了进化论思想，对世界动、植物和矿物的分类，作出了巨大贡献。

2. 药性理论与功用 明代医药学家将宋以前药学成就与金元医家依据《黄帝内经》倡导的气味厚薄、阴阳、升降浮沉、归经引经诸说结合起来，以临床实际为指归，使药性理论与临床应用密切联系，相互贯通，对中药功用的概括总结和功用分类的探索都取得了新的进展，丰富和深化了药性理论的内涵及其实用意义，标志着临床药学的日益成熟和发展。

《本草纲目》对常用的几百种药物进行了较为准确的功用总结，在"发明"项中，进一步阐明药理、作用特点和应用要点，该书成为以后各种本草撰写功能应用的典范。

《本草纲目》在阐释"十剂"、丰富升降浮沉和归经引经的理论、辨析药性疑误、补正药物气味、阐明药物功效等方面均有创新。以归经为例，李时珍在某药归某经的基础上，又有"本病""经病""窍病"之分，"气分""血分"之别，如乌贼骨"厥阴血分药也，其味咸而走血也，故血枯血瘕、闭经崩带、下痢疝疾，厥阴本病也；寒热疟疾、聋、瘿、少腹痛、阴痛，厥阴经病也；目翳流泪，厥阴窍病也。厥阴属肝，肝主血。故诸血病皆治之"，而同归于厥阴经的天麻、钩藤，则为气分药，故其主治与归厥阴血分的乌贼骨不相同。这对进一步认识药物，统摄药物的主治病证，指导临床用药，均有实用价值。

此外，缪希雍《本草经疏》对药物功效和药性理论的阐发、张景岳《本草正》对辨证用药的论述、《药品化义》辨药八法对药学理论的探讨等均各有特色。

（三）制药技术与理论

1. 炮制 随着中医药学的发展，手工业的进步，有些炮制方法已不能适应当时的需要，于是新的方法和经验就应时而生，并逐步得到总结。

朱橚《普济方》对炮炙凡例分条论述，并强调入汤剂与丸剂应采取不同炮制方法。如"牛膝、石斛等入汤，拍碎用之；石斛入丸散，先以碾槌极打令碎，乃入臼，不尔不熟，入酒亦然"。

陈嘉谟《本草蒙筌》是历史上第一次系统总结炮制理论和方法的著作。曰："凡药制造，贵在适中。不及则功效难求，太过则气味反失。火制四，有煅、有炮、有炙、有炒之不同；水制三，或渍、或泡、或洗之弗等；水火共制，若蒸、若煮而有二焉。余外制虽多端，总不离此二者。非故弄巧，各有意存。酒制升提，姜制发散。入盐走肾脏，仍使软坚；用醋注肝经，且资住痛。童便制，除劣性降下；米泔制，去燥性和中。乳制滋润回枯，助生阴血；蜜制甘缓难化，增益元阳。陈壁土制，窃真气骤补中焦；麦麸皮制，抑酷性勿伤上膈，乌豆汤、甘草汤渍曝，并解毒致令平和；羊酥油、猪脂油涂烧，咸渗骨容易脆断。有剜去瓤免胀，有抽心除烦。大概具陈，初学熟玩。"这篇炮制专论，现代仍有重要价值。

《本草纲目》大量介绍当时的炮制方法和新的经验，并提出自己的见解。记载翔实，内容丰富，水平超过以往的本草和各种炮制专书，是明代中叶炮制水平的集中反映，直到今天仍有其理论和实用价值。

2. 制剂 《本草纲目》是我国中药制剂学的渊薮。《本草纲目》中除传统的汤、丸、散、膏、丹、酒等常用剂型外，尚有栓剂、粥剂、茶剂、糖浆剂、浴剂、洗剂、油剂、油调剂、软膏剂、熏蒸剂、锭剂、曲剂、烟熏剂、罨包剂、喷雾剂、点蚀剂等40余种剂型。丸剂中，又有蜜丸、水丸、面糊丸、浓缩丸之分，散剂中，有粗末、细末、水飞末及捣末、研末、磨粉之不同。栓剂中，有耳栓、鼻栓、阴道栓、肛门栓等，采用的基质有猪脂、羊脂、蜂脂、松脂、蜂蜜等多种多样。酒剂有取药物用酒浸渍者（即制剂的"冷浸法"），有以药煮汁和饭，或煮药和饭同酿者，还有以药物煮酒之法制备者（即酒剂的"热浸法"仅药物酿造的酒剂）。在《本草纲目》酒条之下就有药酒方69首之多。此外，我国明代已充分掌握了用蒸馏法制取烧酒（高浓度酒），并制取药露的技术。《本草纲目》中就记载了以蔷薇花制成蔷薇水、茉莉花制成茉莉花露的方法。

随着外科与眼科外治法的进步，推动了外用药物的制作，如《外科正宗》的炼玄明粉法、炼金顶砒法、炼消石法、取蟾酥法等，均较前代有新的进步。枯痔疗法、挂线疗法中的枯痔散、枯痔钉及各种药线的制作等，均是重要的发明创造。邓苑《一草亭目科全书》对珍珠、琥珀、玛瑙、珊瑚等作为外用眼药制作提出了合理的粉碎方法。可见，我国制药技术在明代已有了长足的进步。

三、本草学家

（一）陈嘉谟

陈嘉谟，新安祁（今安徽祁门）人。字延采，自号月朋子，人称陈月朋。生于1486年，约卒于1565年，因体弱多病，遂留意医术。当时流行的《大观本草》《本草集要》与《本草会编》各有不足之处，其历时7年，编成《本草蒙筌》，它是《证类本草》之后，《本草纲目》之前最有价值的一部重要本草专著。该书反映出陈嘉谟十分注意药学知识的完整性，并力图纠正金元以来不重视药物基原和生药研究的倾向。他在道地药材和生药学研究中作出了卓越的成绩，注意药物产地与药效的关系，强调药物真伪鉴别的重要性，对药物炮制第一次从理论和方法上进行了系统的总结，另对药物贮存亦有独持见解和宝贵经验。

（二）李时珍

李时珍，蕲州人（今湖北省蕲春县蕲州镇），字东璧，晚年自号濒湖山人，生于1518年，卒于1593年。祖父善医术，父言闻，字子郁，号月池，是一位名医，曾为明代太医院吏目，14岁考中秀才。后三次乡试不中，毅然弃儒学医，专心研究医药。他医术高明，治疗有奇效，医德高尚，因而很受群众爱戴，远近闻名。在33岁时（嘉靖三十年）治了楚王子的虫疾，而被楚王府聘为奉祠正兼管良医所。后因治愈其世子暴疾，又被楚王荐于朝廷，授太医院院判。李时珍淡于功名利禄，任职一年后便托病辞归故里，钻研医药。在诊务之余，兼教授徒弟，传播医术，并从事著述。

李时珍广泛搜集资料，考三坟五典，诸子百家，查阅古今医药的各种书籍，旁及声韵农圃、卜卦星相、乐府诸家，达 800 余种。着力实地考察，跋山涉水，"远穷僻壤之产，险登仙麓之华"，遍及湖南、湖北、河南、河北、江西，江苏、北京、南京等地，深入民间，向农民、渔人、樵夫、猎人、工人、商人、车夫、士卒、药夫、捕蛇者和民间医生虚心求教。历 27 年的艰辛，三易其稿，完成《本草纲目》这一划时代的药学巨著。

根据文献记载，李时珍一生著书十余种，已知的有《濒湖脉学》《奇经八脉考》《脉诀考证》《白花蛇传》《濒湖医案》《命门三焦客难》《命门考》《五脏图论》和《集简方》等。现仅存《本草纲目》《濒湖脉学》与《奇经八脉考》三种。

（三）缪希雍

缪希雍，东吴海虞（今江苏常熟）人。字仲淳，号慕台，生于 1546 年，卒于 1627 年，少时多病，长嗜方技。不事王侯，惟精研医药，尤长于本草。治病多奇中，医德高尚，且擅诗文。对《本草经》十分推崇，前后用了三十余年加以参订注疏，撰成《本草经疏》。另有《先醒斋医学广笔记》，原为其弟子丁长孺（丁元荐）所辑，初名《先醒斋笔记》，后经缪希雍本人增订，兼采常用之药四百余种，详述修治，成《炮炙大法》；又增伤寒、温病、时疫治法要旨，故改称《广笔记》。

缪希雍尊经法古，开拓了本草经典研究的领域。这对于纠正当时医生只满足于诵读药性歌括、"学无本源"、理性不明、制用未当、临证用药多所谬误的时弊来说有一定的贡献。

（四）李中立

李中立，雍丘（今河南省杞县）人。字正宇，生卒年代不详，通医术，尤精本草。鉴于《本草纲目》非一般临床医生和药工人员所能掌握，且医药分工，当时多数医生已不具辨识药物本源的能力，"谬执臆见，误投药饵，本始之不原而懵懵"，遂从《本草纲目》中节取常用药物 452 种，"核其名实，考其性味，辨其形容，定其施治"并绘制药材形态图 379 幅，著成《本草原始》一书。可视为我国第一部药材专著，该书的文字内容虽系《本草纲目》节要改编，但自绘药材图，则是其特色和价值所在。

第八节　清代

清代本草著作 400 余种，其内容多有雷同。该时期对药物品种、炮制、制剂等方面的研究十分薄弱。临床医家积累的用药经验，特别是温病学家发现的大量药物在辛凉解表、清热解毒、平肝息风、开窍醒神、芳化湿浊和凉血化瘀等方面的新功用，本草学没有及时总结和增补。《本草纲目》问世后的药学成就也没有得到全面整理，另一方面随着西洋医药和科技的不断渗入，传统的本草学如何在新形势下扬长避短继续保持发展的态势，开始成为本草研究的新课题。

一、本草文献

（一）概述

清代本草，多重实用，或纂辑《本草纲目》，或阐释《本经》，或增补品种，或总结功效、发挥药理。

1. 《本草纲目》纂辑性著作　清代出现了一批以《本草纲目》为基础的检索、类纂、节要等后续性著作。

类纂，系将原书某一特定内容分类辑出，供不同要求者研究，如张睿的《修事指南》，耿世珍的《本草纲目释名》，蒋鸿模的《证治药例》等。在食物类纂方面，丁其誉将"有关于日用饮食者，悉为考订"，辅以缪希雍等人之言，而为《类物》。

节要，则撷取取原书精粹，内容不限于专类亦不求其完备，如林起龙作《本草纲目必读》，选取药物 600 余味，剪繁去复，药下分气味、主治、发明、附方四款，重在临床应用；何镇作《本草纲目类纂必读》，节取药物 610 种，转录其主治、附方，本类作品多为普及性读物。

辑取《本草纲目》资料，杂引众家，兼附己见而成的本草，在《本草纲目》后续性著作中，为数最多。这类作品，大多对原书义理欠明或缺失舛误进行补正，质量较高。如清初汪昂的《本草备要》，即以《本草纲目》为主，衰集诸家，并附个人心得，提炼成章。其后，吴仪洛在该书基础上增改旁注，扩其未尽之旨，而为《本草从新》，对药材鉴别、炮制方法等多有发挥，并增收西洋参、太子参、冬虫夏草等药，亦颇流行。

2. 《本经》等古本草的辑佚、研究类　清代，在考据学风的影响下，出现了辑复《本经》的高潮。过孟起辑《本草经》3 卷，系从《证类本草》中摘录有关条文而成。孙星衍等辑《神农本草经》3 卷，后附序例和佚文，依据《太平御览》等，补入产地及生长环境。孙星衍为著名经学家和校勘家，其辑本资料丰富，考据翔实，序例退置编末，不失为《本经》的优秀辑本。顾观光辑《神农本草经》4 卷，取材于《证类本草》，并进行了考证和校勘。黄奭辑《神农本草经》3 卷，是在孙本基础上增入补遗 22 条，删去原序，编入《黄氏逸书考》中。总体来看，清末辑本，均较前期草率。

《本草崇原》是清初张志聪、高世栻师徒潜心研究而作。其崇尚药性本原的思想，为清代不少本草家所效法。另外，有些本草结合《伤寒论》《金匮要略》等医方来研究以《本经》为主的药物，其中以邹澍《本经疏证》最有价值，该书引证的文献广泛，论述亦较深刻。其次有吴槐绶的《南阳药证汇解》、周岩的《本草思辨录》等，至于黄元御《长沙药解》，虽名"药解"，实多论方。此类本草，多出医经大家、临床儒医之手，编写质量和学术水平较高。

3. 综合性本草的拾遗补充类　赵学敏的《本草纲目拾遗》为《本草纲目》作了重要补遗；吴其濬的《植物名实图考》新增植物 500 余种，为本草学增添了十分宝贵的资料。此外，清代大批草药专著，也补充了不少新内容，仅《本草纲目拾遗》引用的就有《百草镜》《草药书》《草宝》等10余种书籍。

4. 唐容川《本草问答》 为清代此类本草的代表作。该书采用唐容川与张伯龙师弟相与问答的形式，围绕药性生成、性味、引经、配伍、升降趋向、炮制等，进行理论探讨。有关引经、炮制、配伍反畏等方面有比较中肯的见解，其中西汇通的思想在当时亦有其代表性。徐大椿《医学源流论》中的十篇药理论文，在性味、归经、炮制、功能机理诸多方面，均有精辟的论述。

5. 食疗本草及饮膳类 清代的食疗本草有：尤乘的《食鉴本草》及《病后调理服食法》、宋本中的《饮食须知》、石成金的《食鉴本草》、何克谏的《食物本草备考》、柴裔的《食鉴本草》、陈仪的《济荒必备》、田绵淮的《本草省常》、吴汝纪的《每日食物却病考》等。膳食而兼及食疗者，有朱彝尊的《食宪鸿秘》、李仕楠的《醒园录》、袁枚的《随园食单》等。

6. 专科专病类 清代以痘疹用药专书较多，如冯兆张的《痘疹药性五赋》、孙丰年的《治痘药性说要》、牛凤诏的《痘疹药性》等。夏鼎的《药性赋幼科摘要》为儿科方面的本草，邹岳的《药品揭要》简介外科用药，陈根儒的《喉证要旨》、傅仁宇的《审视瑶函》等大批临床医书中，亦有不少专科药论。

7. 药材鉴别和图谱类 清代药材鉴别知识日渐丰富。万学贤的《贮香小品·尝药分笺》，专门记述日常贵重药品的识别。赵学敏所引《用药识微》《识药辨微》，亦是鉴别药材之书。清末郑肖岩的《伪药条辨》，针对以假乱真、以劣充优的药业市侩，记有大量生药鉴别经验。

清代的绘图和印刷技术有一定进步，然而本草图谱的质量，除《植物名实图考》外，都较粗劣，对药物的识别帮助不大。《本草备要》《本草求真》等所附之图，基本转绘于《本草纲目》。《草药图经》《草木便方》之图则出自实践，较有研究价值。

8. 炮制制剂类 清代炮制专著数量最少，除《修事指南》为张叡所撰外，仅见蒋示吉的《药性炮制歌》，在药下加注炮制方法。佚名氏《备用药物》，载有黄瓜霜等28种药的制法，内容甚少，却很有特色。

9. 药性歌括类 清代医学家更加热衷于药性歌括类本草的编写，如翟良《药性歌括》、陈古《药性便蒙》、朱钥《本草诗笺》等，其总数近百种之多。这类药书，仅起到启训蒙童、普及本草常识的作用。

（二）主要本草

清代本草较为突出或较为实用的仍有多种，代表性本草著作如下：

1.《本草纲目拾遗》 赵学敏的《本草纲目拾遗》（简称《纲目拾遗》）初稿成于1765年，该书是为《本草纲目》进行补遗而作的。卷首"正误"项下，纠正或补充《本草纲目》内容34条，使《本草纲目》分类更臻完善。全书收药921种，其中新增716种，为本草问世以来增药数目之冠。所补药物，具有较高的应用价值；所收民间医方，简便有验，保存了不少已散失的方药书籍内容，是珍贵的文献资料。

2.《植物名实图考》 吴其濬的《植物名实图考》，刊行于1848年，广泛收集和考察植物，参阅文献 800 余种，收录植物 1714 种；新增 519 种，以云贵所产为多，介绍各种植物的文献出处、产地生境、形态及性味功用等。对花、实、种子的描述，尤为形象准确，对植物品种，做了大量考证，澄清了通脱木与木通等许多品种的名实混乱；所附之图，极为精审，有的可据图辨出其科、属，甚至于种名。因其学术价值极高，不少国家均翻译出版，并广为收藏。

3.《本草崇原》　刊于 1767 年，由张志聪初撰，门人高世栻续成。该书药物正文为《本草纲目》所引之《本经》条文，次注别名、产地、形态，最后阐释药性。阐释"药性"，多从药物性味、生成、阴阳五行的属性、形色等入手，结合主治疾病，阐述《本经》所载的药物功用。

4.《本经疏证》　作者邹澍，成书于 1837 年。《本经疏证》共 12 卷，另附《本经续疏》6 卷，《本经序疏要》8 卷。共载药 315 味，以《本经》《别录》之药物为经，以《伤寒论》《金匮要略》《备急千金要方》《外台秘要》等经典医方为纬，参以明清诸大家药论，结合临床经验交互参证。书中把病、方、药结合起来，"以是篇中每缘论药，竟直论方，并成论病"（序后语）。《本经序疏要》8 卷，共分 95 项，前 92 项分列病名，其下各举药物，后 3 项为解毒药、服食食忌、不入汤酒药，相当于临床用药检索手册。

5.《本草备要》　作者汪昂，曾刊行于康熙初年，甲戌（1694 年）补订，选取常用药物 470 余味，资料多取自《本草纲目》《本草经疏》，除简明的"药性总义"外，各药之下注明主要功能，全面叙述性味归经、功能主治，在注文中阐发药理。其后介绍药材品种、炮制等。论药注意结合了中医临床辨证论治的理法，比较切合实用。该书通俗易懂，便于诵读，成书后流传甚广。

6.《本草求真》　作者黄宫绣，书成于 1769 年。载药 520 味，按功效分为补剂、收涩、散剂、泻剂、血剂、杂剂、食物等七大类，各类再具体分为若干小类，如补剂之下又分为温中、补火、滋水、温肾等，以小类计共 31 类。"卷后目录"仍按草、木、谷等基原分列各药作为索引，查阅十分方便。每小类前有提要。各药之下注有归经，记述性味、功能及辨析药理、用法及禁忌等。说理简明，"论症论治论效，总以药之气味形质四字推勘而出"，主张"惟求理与病符，药与病对"，论述药理颇多发明。除主述药物外，该书另有"脏腑病证主药""六淫病证主药"2 卷，以病证论药、列药，增强了该书的实用性。

7.《得配本草》　严洁、施雯、洪炜合著，书成于 1761 年。《得配本草》共 10 卷（附奇经药考 1 篇），选药物 647 种，分为 25 部论述药物的性味功用，着重阐述药物之间简单配伍的相互作用：畏、恶、反、使是摘引前人本草所载；方剂中的配伍——得、配、佐、和则取自临床用药经验，其论述比较详细，较之单纯罗列附方又进了一层，颇具实用价值。作者编撰态度较谦虚、客观，注重临床实践经验，因此受到后世医家好评。

二、本草学术

该时期药物的性味、归经、升降浮沉等药性理论，继续得到充实提高，更趋完善，而功能的确立、阐释，用药禁忌的补缺则起到了承上启下，继往开来的作用。

（一）四气

四气，宋代寇宗奭倡议改称"四性"。随着对药物功能认识的深入，开始触及四性更深层的内容。徐大椿《药石性同用异论》指出："同一热药，而附子之热，与干姜之热，迥乎不同……古人用药之法，并不专取其寒热温凉补泻之性。"有时所用之"药似与病情之寒热温凉补泻若不相关，而投之反有神效"，徐大椿意识到"四气"仅仅是药物功能的一种抽象概括，用药之时，既要深明药性寒热，又要洞晓具体功能，还应努力揭示药物性同而效殊的内在机制，为药物"去性存用"，但取某些功用之说提供了理论依据。

对于具体药物的药性，清代本草大多注意联系药物的功用来评定前人的分歧与是非，如丹参，陶弘景谓其："服多眼赤，故应性热。"《重庆堂随笔》认为本品"清血中之火"，以"血热而滞者宜之"，断其为寒性。又如冰片，王纶、缪希雍等人以其为："香气之甚者，其性必温热。"而《医林纂要》指出其"主散郁火"能治"喉痹、舌胀、牙痛"等证，论定其为"阴寒"之物。根据药物所主病证的寒热性质而决定其药性寒热，抓住了问题的实质。

（二）五味

清代对五味理论更为关注，如五味中的辛味，在清代医家论述中，除用以表示芳香辛辣，能解表、疏风、行气、活血外，还用以表示有通滞、横行、开窍、化湿、散寒、祛风湿、止痛、润燥、散结、燥而升、入脾、走气，以及"毒者必辛"等药物作用、性质或特征，其他诸味，也有相似的情况。

五味理论的扩充，弥补了该理论应用时的不足。但是，实际上药物的滋味与其功能之间并不一定存在必然的一致性。所以上述诸法，并未真正达到阐释药效的目的。

（三）升降浮沉

清代以前，升降浮沉的理论是以"药类法象"的自然观和天人相应的哲学思想为基础的，不尽可取。清代的本草与此有所不同，比较注重实用性，升降浮沉理论出现了两大进步：其一：哲学色彩淡化，药物学特征显现。自明末开始从药物对病势趋向的疗效中进行解释和论证，使之演变为药效学的理论内容。对此做出全面总结者，首推周学海《读医随笔》，其在"升降出入论"和"敛散升降四治说略"中，在论述药物升降浮沉时，均与病症的病势趋向相对而言，并提出利用药物的这种性能，或"顺乎病之势而利导之"，或"矫乎病之势而挽回之"，这与现代中药学中该理论的内容已经基本一致。其二：与功能紧密结合，不再每药必论。不少药物的作用趋向并不明显，故无每药均作讨论的必要。同时，药物的作用趋向，必须以具体功能为依据，不能离开功能而抽象存在。由于清代对药物功能认识的深入，许多作用趋向显著的药物，其升降浮沉性质已融入功能之中。

（四）归经

清代，归经理论出现了如下变化：首先，有关归经的用语，历代称谓繁多，变化不一，或言"入"，或言"归"，或言"走"，或言"行"，或言"通"，或言"归就"，或言"为某经之药"，读者无所适从。沈金鳌《要药分剂》首次将"归经"作为各药之下的单列项目，不仅使前人诸多用语得以统一，而且"归经"一词比较准确，所以至今沿用。其次，主要用脏腑表示药物归经的部位，归经部位的确定，是临床辨证的定位方法在药学理论中的反映。清以前本草，在概括药物的归经时，大多以六经辨证和十二经辨证为基础，故常称某药为太阳经药，某药为阳明经药等。清代则将脏腑作为归经的定位依据，改称某药归心，某药归脾等。《得配本草》还列出了43味药物对于奇经八脉的归经，更加丰富了归经理论。此外，清代本草中的药物归经，亦与功能密切结合，形成了清心除烦、滋养胃阴等比较确切的功能术语，它增强了归经理论的实用性。

徐大椿对归经理论有独到见解，在《治病不必分经络脏腑论》中告诫人们："以某药治某经之病则可，以某药为独治某经则不可；谓某经之病当用某药则可，谓某药不复入他经则不可。"还强调："不知经络而用药，其失也泛，必无捷效；执经络而用药，其失也泥，反能致害。"这对临床遣药组方，至今仍有指导价值。

归经理论的发展，还导致了部分清代本草按脏腑经络归类药物，如岳含珍《分经本草》、盛壮《药性分经》、包诚《十剂表》、姚澜《本草分经》等。

（五）功能的分列与阐释

古代本草对药物的功能和主治的涵义缺乏明确的界定，两者混言杂书的现象，延续了很长时期。金元之后，开始注意从"主治"中提炼功能。明代中期以前，多将功能混列于主治之中。明末本草出现了功能、主治分别记叙，尤其是《药品化义》明显具有分列功能的意图。在此基础上《本草备要》的编写首倡：每药"发明其功用，而以主治之证，俱列于后"成为近代中药学中功能确立的先导，大多数清代本草也都注重这一内容的记述。

在普遍总结药物功能的基础上，功能层次也迅速分化，如黄宫绣的《本草求真》，在"脏腑病症主药"中，将治心的功能分为补心气、补心血、泻心热、镇心怯等16类；在"六淫病证主药"中，将治火的功能分为散风热、泻肺热等45类。实为按脏腑、六淫、气血等病症有关的功能系统归类药物。功能层次的分化，不单对功能的认识更进一层，而且还将功能与性能有机结合，从而增强了掌握和遣使药物的准确性。

功能的分列，也促进了药物分类方法的发展。清代本草按功能分类药物的，不仅数量增多，而且更加准确细致，如《本草求真》按功能将药物分为31类，并明确指出，按功能分类诸药，较之自然属性分类，更适用于临床。屠道和的《本草汇纂》，陆九芝的《本草二十四品》、陈闻珍的《新订本草大略》等也都采用功能分类的方法。

在分列药物功能的同时，清代本草家对药物奏效机理也很关注，其阐释的方法基本上较少涉及气味厚薄、引经报使、五运六气，而代之以体质、形色、气味等法象和阴阳、五行、性能等格物致知的义理，使本草学风再度改观。尊经学派，大多醉心于此。一般临床实用性本草亦不例外，他们在论理时，每从药物形、色、气、味、体质等入手，认定这些外观特征与内在的药性药效之间存在必然联系，故认为"皮以治皮，节以治骨，核以治丸，子能明目，藤蔓者治筋骨，血肉者补血肉，各从其类也……凡物感阴阳之气而生，各有清浊升降之制性者也"（《侣山堂类辨·药物形名论》）。为了自圆其说，还千方百计取象比类，"或取其味，或取其性，或取其色，或取其形，或取其质，或取其性情，或取其所生之时，或取其所成之地"（徐大椿《药性变迁论》），为实用主义理念。

此外，清代另有不少本草注意列举配伍、剖析方剂、比较功能相似的药物，使各药主治内容不断翔实。

中药以复方应用为主，其功能主治常离不开特定的配伍关系。清代主要本草都高度重视这一内容，并出现了讨论配伍关系的《得配本草》。方药比观，也不再限于药后转引单方，而是融入主治之中，分析方内选用该药之理，如《本经疏证》《长沙药解》《本草思辨录》等。以石膏为例，前人曾有"发汗"一说，而周岩以白虎汤、竹叶石膏汤为例，指出：本品"治伤寒阳明之自汗，不治太阳之无汗"；又以清瘟败毒饮所主之证均不可发汗为例，谓其应以"解肌，所以止汗，非所以出汗"为是。至于药物功用异同的比较，如《本草求真》谓："芡实，功与山药相似。然山药之阴，有过于芡实；而芡实之涩，更有甚于山药；但山药兼补肺阴，而芡实则止于脾肾，而不及于肺。"这不仅是对功能认识的深入，也颇利于医者区别选用。

（六）用药禁忌的补缺

明清以前的本草，偏重于收录妊娠用药禁忌、配伍禁忌和食忌，而涉及面最广的病证用药禁忌却长期缺乏应有的记载。至清代，药物的病证禁忌已成为药物记述中新增的必备项目。《本草备要》指出"药有气味形色、经络（归经）、主治功用，禁忌数端"，即将禁忌项与药性、功能等并列，且在各药下"并加详注"。《本草求真》指出："（药）有其宜之当用，即有其忌之不可用。"《要药分剂》诸本草进而设"禁忌"一项，至今沿用。清代后期，还出现了以讨论禁忌为主要内容的专题本草，如凌奂的《本草害利》，选录常用之药，先陈其害，后述其利，独具一格，极有指导意义。

三、本草学家

（一）张志聪

张志聪，字隐庵，钱塘（今浙江杭州）人，生于 1610 年，卒年不详，九代世医，学医于张卿子门下，受名医卢之颐的影响更大，对《素问》《灵枢》《伤寒论》《本经》十分推崇。其著述极丰，在本草方面，《本草崇原》及《侣山堂类辨》之卷下，为其代表作；两书重在诠释《本经》，并探索药性本原。解释药性，多从气味、形色、生成、阴阳、五行入手，对清代本草学研究有深刻影响。其他医学著作有《黄帝内经灵枢集法》《黄帝内经素问集注》《伤寒论集注》《伤寒论宗印》《伤寒论纲目》《金匮要略注》等注释性著作。张氏业医及讲学数十年，弟子甚多，其学术思想影响颇大。

（二）汪昂

汪昂，字讱庵，安徽休宁人。生于 1625 年，卒于 1695 年，编撰《本草备要》《医方集解》《素问灵枢类纂约注》《汤头歌诀》。各书内容实用，大受同道称赞，成为风行海内的中医入门读物，其功能与主治分述的主张，按功能分类方剂的方法，对本草学和方剂学具有重大贡献。

（三）徐大椿

徐大椿，字灵胎，晚号洄溪老人，江苏吴江人。生于 1693 年，卒于 1771 年，推崇《黄帝内经》《难经》《伤寒》和《本经》，主张"言必本于圣经，治必道于古法"认为前人本草，只言"其所当然"，而不论"其所以然"，为"辨明药性，阐发义蕴"，撰成《神农本草经百种录》。其论述药性，与张志聪并无二致，但能以功能为核心，颇为简要和实用。其《医学源流论》中的 10 余篇药学论文，提出药材质量与地气、种类等的关系，药性的可解与不可解，药性与功用的区别，补泻寒热药同用的机理，制药不可好奇尚异，用药不可喜补而恶功等，对中药的药性理论有重要的补充和发展，至今仍有指导临床用药的现实意义。

徐大椿著述丰富，其医著有《难经经释》《医贯砭》《医学源流论》《伤寒类方》《兰台轨范》《慎疾刍言》等。徐大椿崇古尊经倾向，不免有偏颇之处。

（四）吴仪洛

吴仪洛，字遵程，18 世纪浙江海盐人，生卒年不详。吴仪洛称道《本草备要》："卷帙不繁，而采集甚广，宜其为近今脍炙之书。"同时又指出汪昂本非岐黄家，不免有承误和无所折衷之失，遂在原书基础上"因仍者半，增改者半"，撰成《本草从新》，增补了较多的药物（275 种）及其功用、产地、品质及鉴别等内容，更为实用，故广为流传。本草之外，吴氏还著有《成方切用》《勿药元诠》《伤寒分经》，其他如《四诊须详》《杂证条律》《女科宜今》等已亡佚。

（五）赵学敏

赵学敏，字恕轩，号依吉，钱塘（今杭州）人。生于 1719 年，卒于 1805 年。赵学敏十分钦佩李时珍潜心本草的毅力和《本草纲目》内容的广博，认为"物生既久，则种类愈繁"，若不及时增补，则"过时阕识"。历时 38 年，编成《本草纲目拾遗》。在撰写过程中，参考文献 600 余家，广搜民间经验，初步统计曾给作者提供资料者就达200 余人，并谓："草药为类最广，诸家所传不一其说，予终未敢深信，兹集闲登一二者，以曾种园圃中试验，故载之，否则宁从其略，不敢欺世也。"稿成之后，仍反复采访，一再修改，治学态度严谨。《本草纲目拾遗》总结了我国 16～18 世纪本草的主要成就，为清代最优秀的综合性本草。

（六）黄宫绣

黄宫绣，号锦芳，抚州宜黄（今江西）人，生于 1736 年，卒于 1795 年，对本草深有研究。鉴于当时若干本草"理道不明，意义不疏""补不实指，泻不直说，或以隔一隔二以为附会，反借巧说以为虚喝"，以及盲目崇古的倾向，乃撰《本草求真》以纠时弊。其论述药物"不拘成说，不尚空谈""每从实处追求，既不泥古以薄今，复不厚今以废古"，其在相似药物的类比和药物功能系统的整理方面，颇多发明。

（七）吴其濬

吴其濬，字瀹斋，号雩娄农，别号吉兰，河南固始人。生于 1787 年，卒于 1846 年，清嘉庆进士，对植物及其医药用途，具有浓厚的兴趣，利用其"宦迹半天下"，四处巡行之机，留意草木，实地考察和收集了大量植物及其药用资料，并据实物绘制成精美图谱，编成《植物名实图考》。该书系以民间经验和作者实际观察比较为基础，学术价值极高，对药学和植物学均有重要影响。

第九节　"中华民国"时期

"中华民国"时期，中医药人员的数量和行医范围远远超过了西医，中医药工作者运用中医药防治疾病，积累一定经验，为中华人民共和国成立后中医药事业的发展奠定了基础。

一、本草文献

民国时期出现了大量的本草著作。据不完全统计，现存者有 260 多种，大多著作体例新颖，类型多样，注重实用。同时还出现了一些吸取现代科学或与西医药理论汇通的新著作。

（一）《本经》的辑复和注释

民国时期，一些学者对《本经》进行了注释，如孙子云的《神农本草经注论》，该书成书于 1929 年，共分为 2 卷，收载药物 321 种。全书对所载的药物均"观其形，察其色，嗅其气，咀其味，考其产地，评其性别"，并对每味药列注、论两项，其中"注者，注释经文之字句及药之气味、色性之功能；论者，比较各药之异同，指出误用利弊，并解疑义"。阮其煜、王一仁所著的《本草经新注》，该书成书于 1933 年，共载药 280 种，主要以西医药理论对药物的性味、主治及功能进行了逐一注释，同时又详细说明了用药剂量、禁忌和注意事项，为中西汇通类文献。除此之外，蔡陆仙编纂的综合性医著《中国医药汇通》（1937 年）"经部"中的《神农本草经》以及刘复根据《太平御览》《大观本草》和孙星衍、顾观光辑本，重加考订，辑成的《神农古本草经》均为

《本经》注释类文献，前者汇集了吴普、陶弘景以来 30 多家对《本经》的注释，资料丰富，而后者对研究《本经》具有一定的参考价值。

（二）临床实用本草

该时期的临床实用本草通常按药物功能分类，重视对功能的总结，并密切结合临床用药，以突出实用性和普及性为特点，如蒋玉柏所著的《中国药物集成》以及王一仁的《饮片新参》。《中国药物集成》成书于 1925 年，全书分总论与各论两大部分，总论共有 9 章，主要系统地概述了药物功用、用药大法、配伍用法、服法等基础理论知识，而各论共 22 章，载药 400 余种。每药分别记述了别名、气味、形状、功用等 11 项内容，是一本较好的本草著作。《饮片新参》成书于 1935 年，载药数量较《中国药物集成》显著增多，达到 700 余种。该书作者亲自尝验药物饮片，考其形色、性味、功能、分量、用法、禁忌等，具有显著的实用价值。其他的著作如郑修成的《药性类纂》、朱振声的《用药指南》以及周志林的《本草用药法研究》等也均具有实用价值。

（三）中西汇通本草

这一时期受"中学为体，西学为用"改良思想影响的医药学家，采用西方药学理论及名词术语，表达和阐发中医药学术，或利用自然科学和西方医药的某些成果，阐明中药治病之机理，从而提高中药学术水平，出现了一些中西汇通的本草，该类本草通常采用中西药理，互为解说，其间深浅得失，参差不齐。如温敬修所著的《最新实验药物学》，该书成书于 1933 年，载药 400 余种，将药物按功能分类，分为强壮药、强胃消化药、泻下药等 23 章。每药之下又分列药名、异名、科别、成分、性味等项。郭望所著的《汉药新觉》（1937 年），也在各论部分将药物分为兴奋药、发汗药、催吐药等。与《最新实验药物学》不同的是，该书对每类药物先概述其药理与治疗作用等，然后再记述备药的性状、主治、用量、制剂等。

（四）本草讲义

民国时期的本草教材，部分是传统的药论性质，如成书于 1920 年的《本草正义》，该书由张山雷所著，他结合自己的用药心得，从药物的功能、中药鉴别、炮制以及煎煮法等方面进行加以论述，为近代较有影响的本草讲义。成书于 1937 年，秦伯未的《药物学讲义》，载药 200 多种，采用功能分类、按章节叙述的方法，将药物分为发散、利尿、理气、理血、温热、寒凉药等 12 类，简明实用，与现代中药学教材较为接近。此外，还有何廉臣所著的《实验药物学》、罗绍章的《药物学讲义》以及张锡纯的《药物讲义》等。这些讲义的出现，为现在中医药院校教材的编写打下了基础。

（五）中药辞书

本草辞书的产生和发展是民国时期本草学发展的成就之一，1921 年，谢观编纂了《中国医学大辞典》，该书收录了大量的药物条目，产生了较大的影响，可视为是中医药辞书的嚆矢。之后 10 余部中药辞书相继问世，其中影响较大的是陈存仁所编的《中国药学大辞典》。《中国药学大辞典》成书于 1935 年，全书约 270 万字，引用了 200 多种中文文献和 180 多种杂志及论文资料，收药目达 4300 余条。每药分列命名、处方用名、古籍别名、外国名词、基本、产地、形态等 21 余项，资料丰富。该书广罗古籍，博采新说，汇集了古今有关的论述，并同时附彩色标本图一册，为中药发展史上第一部大型辞书。

（六）地方本草

民国时期出现了多种地方本草，如肖步丹的《岭南采药录》（1932 年），该书收载了华南地区所产药物 480 种。随后，赵燏黄从生药学角度编撰了《祁州药志》（1936 年），对地方药物的研究作出了贡献。此外，还有高崇岳编著的《泰山药物志》（1939 年），全书分为额、首、项、身、尾 5 卷，对泰山地区所产的药物进行了全面的记载。这些地方本草的出现，丰富了本草学的内容。

（七）食疗本草

食疗本草在民国时期也有较大的发展，该类本草大多内容丰富，简便而实用。如秦伯未的《饮食指南》（1930 年），全书收载了可供食用的物品 240 种，主要分为饮料、食料、杂食三大部分。本草条理清楚，内容简明，对所载的物品，按性味、功能、主治、禁忌等项进行记载。《食物疗病常识》为汇集当时众多医药、食疗专家经验荟萃的食疗著作，成书于 1937 年，由杨志一和沈仲圭合编，此外，还有叶橘泉、丁福保、时逸人、曹炳章等数十人之作，为当时较实用的本草。全书分为上下两篇，其中上篇为食物营养学，分为植物性食物和动物性食物两章；下篇为食物疗病学，分为食物疗病之实施以及食物疗病之验方两章。各章均载短文十余篇或数十篇，此外，朱轼的《救荒辑要初编》、张拯滋的《食物治病新书》以及上官语尘的《食物常识》等著作也属于食疗本草的范围，具有一定的影响。

（八）中药炮制

民国时期具有代表性著作主要为杨叔澄所著的《中国制药学》（1938 年），该书主要根据同仁堂刘翰臣、陈云卿等老药师的炮制经验和传统制药理论整理撰成，全书分为上下两篇，其中上篇为制剂学，下篇为炮制学。炮制学主要有生药制法总论、各种加工制备方法（火制、水制、水火共制、酒制等）以及生药的保存法等内容。该书论述详尽，切合实际，具有一定的实用价值。周复生编撰的《增订药业指南》（1941 年），全书也分为两篇，其中上篇主要论述炮制内容，详细介绍了 300 多种中药的炮制方法规范以及丸散膏丹制备等，是当时较受欢迎的炮制制药专书。

（九）药材鉴别、本草考证

该时期出现了针对药物鉴别的著作《增订伪药条辨》。该著作在清代郑肖岩《伪药条辨》（1901 年著，未刊行）的基础上进行了增补和订正，由曹炳章于 1927 年编纂而成。该书分为 4 卷，共载药 110 种。主要对药材的产地、形态、气味、主治等方面加以论述，或将不同品进行比较，从而为鉴别药材真伪优劣提供了宝贵经验，对提高药材性状的鉴别水平也产生了很大帮助。

该时期也出现了本草考证类著作，如 1935 年由杨华亭编著而成的《药物图考》（1935 年）。该书收载了常用药物 289 种，每药之下，首先摘引《本经》《别录》《本草经集注》《本草纲目》等文献记载，然后按产地、形态、主治考证、修治、分剂等项分别记述。其中考证一项，叙述颇详，并附有图谱，对研究药物品种有较大的参考价值。

二、本草学术

民国时期的本草学，内容更为丰富。在传统理论的基础上，这时期的本草学进一步加强了对药物功效的认识，不仅确立了功效专项，功效分类也更为进步，同时也增加了药物剂量的标定等。由于现代药学的发展，中西医药的汇通和本草现代的研究，又促进了本草学的新发。

（一）功效专项的确立与进步

谢观编著的《中国医学大辞典》，成书于 1921 年，对药物采用了"首述形态，次述性质，再述功用（功能），其专长喜恶及制法、用法则以杂论括之"的撰写顺序。此外，张恭文的《中医药物学》以及王耀堂的《药物学》等，在每药之下均列功用项。功能专项的确立，大大提高了对药物功能内容的归纳和概述，从而促进了本草学的发展。

药物分类也在这一时期取得了很大的发展，如秦伯未的《药物学讲义》，该书将药物分为发散药、利尿药、泻下药和涌吐药等 12 类，其中发散药又分为发散风寒、发散风热、发散风温以及发散寒湿药 4 类。这一分类系统的最大长处是切合临床应用。

（二）中药的现代研究

民国期间中药的现代研究的目的主要有以下方面：一是为了寻找新药，代替"洋药"；二是证实中药的效用；三是试图从研究中药入手，发展具有中国特色的近代药学。中药现代研究的内容及成绩主要有：

1. 中药的植物学、生药学研究　应用现代植物学、生药学的知识，对本草进行研究和整理，是鉴别药材真伪的重要途径。在这方面贡献较大者首推赵燏黄，其云："药材科学研究鉴定为至难之第一问题……药材之基本始立，进而从事药物化学及药理学之研究……则错误自少。"强调了药材鉴定研究的重要性。同一时期，赵燏黄在《华北药材之初步观察》（1936 年）中就华北一带的 800 余种中药材的科属鉴定以及同类植物进行了比较考证，颇得要领。赵燏黄重视本草文献研究，倡导实地考察，为发展我国生药学作出了重大贡献。

2. 中药化学成分及药理学研究　这一时期，应用现代化学、药理学的方法，通过实验研究说明中药的功用并发现新的效用，也取得了很大成果，这方面的代表人物首推陈克恢。民国初期，陈克恢开始对麻黄进行药理实验，成功地分离出了麻黄碱，先后发表论文 20 余篇，并于 1924 年撰成《麻黄有效成分麻黄碱的作用》一书。随后，陈克恢及其同道从麻黄中提纯出了不同性状的右旋、右旋甲基、正右旋异、正右旋甲基异麻黄素，左旋、左旋正、左旋异、正左旋甲基麻黄素以及甲基苯胺、假麻黄素等 10 余种，对麻黄平喘发汗利尿等作用作出了科学的论证。1930 年，陈克恢又与 Schmidt 合作，用英文出版了麻黄素研究专书，引起了国内外学者对中药化学及药理研究的重视。此外，其他学者也先后对闹羊花、延胡索、乌头等 100 多种中药进行了不同程度的实验研究，弄清了不少常用中药的化学成分（或有效成分）和药理作用，开拓了本草现代化学、药理学研究的道路。

三、本草学家

（一）张锡纯

张锡纯，生于 1860 年，卒于 1933 年，字寿甫，河北盐山县人。主张中西汇通，衷中参西，集一生治学心得而著《医学衷中参西录》，为我国近代医药史上著名的中西汇通派代表人物。

张锡纯在中西理论汇通方面采取互相印证的方法，在实践中开我国中西药合用之先河。其中西药同用的思想和方法，为后世提供了有益的启示。他提出：中西药同用可取长补短，提高疗效；中西药同用，"中药治本，西药治标""标本宜兼顾"；西药中用。

除了提倡中西药同用的思想和方法，张锡纯在学术上也十分注重实践。为了探索中药的性能，他常亲自尝试，验之于己，而后施之于人。无论是毒如巴豆，还是竣如甘遂，他均亲自尝验，勇于探索，同时也善于观察总结，对一些药物功能有独到的见解。他还自拟方剂 160 余首，如升阳汤、镇肝息风汤、理中汤等，都是经临床实践证明的有效良方，至今仍具有临床参考价值。

（二）赵燏黄

赵燏黄，生于 1883 年，卒于 1960 年，又名一黄，字午乔，号药农，江苏省武进县人，为我国近代杰出的生药学家。赵燏黄十分强调研究中药的重要性，同时也很重视药材品种的鉴定，认为中药品种鉴定是中药研究中"至难之第一问题"，他在中药研究工作中曾解决了许多实际问题，对本草学的发展作出了重大贡献。

第十节 中华人民共和国成立后

中华人民共和国成立以来，随着现代自然科学及中国经济、文化、教育事业的迅速发展，本草学亦因之而取得了长足的进步和瞩目的成就。

一、本草著作的大量刊行

（一）古代本草著作的整理、刊行

中华人民共和国成立以来，经重印、校勘和重排刊行的历代本草著作较多，如《神农本草经》《新修本草》（残卷）、《证类本草》以及《本草纲目》等。特别是《本草纲目》，出版了多种重印本和校点本。其中，明刻祖本金陵版的重新影印和以江西版为蓝本的《本草纲目》校点本，对本草文献学的研究产生重大的影响。此外，还有商务重印本、台北文光本以及九龙求实出版社本（1957 年）等多种。

亡佚本草的辑复也取得了重大的成就，如尚志钧先生先后重辑了《吴普本草》《名医别录》《本草经集注》以及《雷公炮炙论》等 10 余种古籍。马继兴等经过十余年的研究，完成了《神农本草经辑注》，做到了辑、校、注三者并举，同时又对辑复《神农本草经》的研究思路和辑注方法等学术问题进行了详尽的考证与论述，具有很高的文献价值和实用价值。以上重要本草著作的辑复及刊行，对于本草学研究及古代本草著作的保存，皆具有重大的意义。

（二）中药著作

随着中药事业和学术的发展，新的中药著作大量涌现，根据统计，从 1949 年 10 月至 1984 年，国内（不包括中国台湾、港澳地区）公开出版及内部刊印的中药著作已达 2117 部。1985～1990 年公开出版的中药著作已逾百部，新的中药著作不仅数量显著增多，而且内容范围广、门类齐全，其中除了中药学之外，以全国或地区性中（草）药志和药用植物志、动物志之类的著作最多，产生了许多反映当代本草与中药学学术水平的代表著作。

1.《中药志》 该书由中国医学科学院药物研究所等编纂而成，原书共分为四册，修订后全书册数增加为六册，其中第一、二册为根与根茎类药材，共收载药物 206 种；第三册为种子果实类药材，收载药物 138 种；第四册为全草类药材，收载药物为 135 种，而第五册为叶、花、皮、藤木、树脂、藻菌以及其他类药材，共收载药物 148 种；最后一册为动物、矿物类药材，还处于待出状态。每册药物均附有墨线图、照片及彩色图照。每一药物介绍了历史、原植（动）物、采制、药材及产销、化学成分、药材鉴别、性味及功能、药理作用及临床应用、附注等内容。该书材料一部分来自文献和调查资料，一部分系编著者自己的科研成果，有较高学术价值。

2.《全国中草药汇编》 该书由全国中草药汇编编写组编纂而成。全书共分为上、下两册，其中上册收集中草药 1082 味，下册收集中草药 1206 味。每味药项下设有药名、别名、来源、形态特征、生境分布、采集加工、炮制、化学成分、药理作用等，并附墨线图，共附图 2100 余幅。与此相应，1977 年出版的《全国中草药汇编彩色图谱》，附图 1152 幅。

3.《中药大辞典》 该书由江苏新医学院编纂，成书于 1977 年。分为上册、下册和附编三本。全书约 1000 万字，共收载中药 5767 味，附有原植物及药材图 5000 幅。该书以中药的正名为辞目，下分列异名、基原、植（动、矿）物、栽培、采集、制法、药材、成分、药理、炮制、性味等 19 项，附编载有中药名称索引，药用植、动、矿物学名索引，化学成分中英名称对照，化学成分索引，药理作用索引，疾病防治索引以及成分药理临床报道参考文献等 9 种索引，同时还包含古今度量衡对照。该书内容丰富，既广收古代医药文献，又博采现代中外研究成果，资料取舍精当，体例严密，检索便捷，深受国内外读者的广泛重视，中国香港、台湾先后刊印了多种版本。80 年代初译成日文在日本出版发行，1998 年又译成朝鲜文在韩国出版发行。

4.《常用中药材品种整理和质量研究》 该书是中药现代研究的大型科学专著。全书共载常用中药材 123 类，每类药材按本草考证与文献综述、药源与商品调查、原植（动）物鉴定、药材性状与组织构造、理化鉴别、化学成分、含量测定、采收加工、药理实验、结论与建议等项阐述，提供了大量第一手的科研资料。对澄清品种混乱、提高鉴定技术水平、保证药材质量、制定药品标准、开发利用新的药材资源以及促进中医药学的发展均有重大的科学意义和实用价值。此外，中药专著尚有徐国钧《生药学》、谢宗万《中药材品种论述》以及裴鉴、周太炎《中国药用植物志》等，皆在国内外产生了较大影响。

5.《中华本草》 （1999 年）涵盖了当今中药学的几乎全部内容，它总结了我国两千多年来中药学成就，学科涉猎众多，资料收罗宏丰，分类先进，项目齐全，载药 8980 种，在全面继承传统本草学成就的基础上，增加了化学成分、药理制剂、药材鉴定和临床报道等内容，在深度和广度上，超过了以往的本草文献，可以说该书是一部反映 20 世纪中药学科发展水平的综合性本草巨著。

另外，《中华人民共和国药典》作为中药生产、供应、检验和使用的依据，以法典的形式确定了中药在当代医药卫生事业中的地位，也为中药材及中药制剂质量的提高，标准的确定起了巨大的促进作用，在一定程度上反映当代药学水平。这个时期还出现了一些重要的中药期刊，常见的如《中国中药杂志》《中草药》《中药材》等 10 余种。

二、中药资源的调查和开发利用

中华人民共和国成立以来，政府先后多次对国内中草药资源进行了大规模的调查。在中药资源普查的基础上，各地还发现和开发了一些新药源，同时进口药国产资源的开发利用也取得显著成绩，过去通常需要依靠进口的药物如萝芙木、安息香、马钱子、沉香、阿魏、血竭等，通过生药学、化学成分、药理作用、临床疗效等方面的对比研究，现在已在国内正式投入生产。国产药物萝芙木、安息香等已能完全满足国内需求量而停止进口。

此外，中药的综合利用也取得了很大进展，如人参从以前只用根部，扩大到现在用茎、叶，而钩藤从只用钩扩大到带钩的枝条，牡荆叶、砂仁叶挥发油的提取利用也取得了成功。

同时，为了保护和扩大药物资源，还进行了野生变家种及道地药材、名贵药材、稀有药材的异地引种栽培研究，如西洋参、天麻等。

三、中药现代研究

随着现代自然科学的迅速发展以及中药事业自身发展的需要，中药现代研究在广度和深度上都取得了瞩目进展。

（一）药性理论

药性理论主要包含四气、五味、升降浮沉、归经、"十八反""十九畏"等。目前，对药性理论的研究是在系统整理的基础上，以中医理论为指导，利用现代科学技术和方法进行实验研究，如性味实质的探讨，升降浮沉的药效研究，以及在不同病理生理条件下观察"十八反"的生物效应等，这在不同程度上取得了一定的进展，为药性理论提供了有益的启示，但是由于药性理论研究难度较大，目前尚处在探索阶段，有不少问题亟待解决。

（二）中药鉴定

经验鉴别仍然是当代鉴别中药真伪优劣的常用方法之一。由于现代动、植物及矿物分类学的进展，特别是引入了植物化学、分子生物学及细胞染色体计数、核型分析等技术，为中药的基原鉴定提供了更多的科学依据，同时也取得了相应的进展。除了经验鉴别之外，显微鉴定也有了较快的发展，透射电镜、扫描电镜、扫描电镜 X 射线能谱分析等已广泛用于中药材鉴定。其中应用微电子技术将中药显微特征转换成编码信息，贮存在电子计算机中作为资料库，用于查询、鉴别，使中药鉴定具有快速、可靠的优点。与此同时，理化鉴定方法也有了突破性的发展，通过应用红外光谱、紫外光谱、比色、气相色谱等方法使中药的有效成分或特征成分已从定性鉴别发展到定量评价。

（三）中药化学

我国学者已对许多种中药进行了化学成分研究，对许多药物进行系统研究，如青蒿、贝母、黄连等。随着各种新技术、新仪器的应用，中药化学成分的分离和结构测定已日趋简便、微量、快速、自动化。复方配伍的化学研究、有效成分、中药性能和中医"证"的关系也日益受到重视。

（四）中药药理

中药药理学是在中医理论指导下，结合现代医药学理论、方法和手段，密切结合临床，深入系统地开展了中药药理研究而形成的一门新学科，其在强心、降压、治疗冠心病等中药药理研究中均取得了巨大的成就。目前对许多临床常用中药进行了研究，如人参、黄芪、甘草等已进行了大量的药理研究，丰富了中医药宝库。中药化学成分是治疗疾病的物质基础，通过对有效成分的药理研究，更加深入而准确地了解中药的作用机理。

中药复方体现了中医用药特点，中药复方的成分、药理研究虽然开展较晚，但也取得了较好的成绩，许多方剂已有了一定的药理研究，但系统研究的并不多，甚至有些方剂未曾进行药理探讨，这方面的工作有待加强。

（五）中药炮制

全国各地在整理炮制经验的基础上，制定和出版了各地的炮制规范。1983年卫生部组织编写《全国中药炮制规范》，其内容丰富，同时对酒制法、醋制法、蜜制法、炭药及干馏品的炮制沿革进行了深入的探讨。此外，单味药物炮制沿革的研究更是为数众多。而实验研究方面，结合化学、药理、临床反应等，对常用药物及不同炮制方法和炮制工艺进行了大量研究，如大黄、黄芩、半夏等，其研究成果不仅深化了对中药炮制的认识，更对确保用药安全有效起积极作用。同时，由于炮制设备的改进和不断更新，对提高疗效，保证药品质量也起了巨大的推动作用。

（六）中药剂型

随着中医药事业的发展，中药剂型和中成药品种不断增多。为了更好地控制药品的内在质量，保证疗效，对传统剂型的改进进行了大量的工作。早在1987年，卫生部、国家中医药管理局印发了《关于加强中药剂型研制工作的意见》，明确了中药剂型研制工作的指导思想，加强传统中药剂型的继承、发扬，中药新剂型的开发以及剂型研制基地和专业技术队伍的建设等内容。目前口服安瓿剂、冲剂、浓缩丸、滴丸等已广泛应用，控释、定向中药新剂型的研究和应用也取得了较大进展。新设备、新技术、新工艺在中药制剂中的应用，为中成药的生产和科研开创了新局面。

与此相应，中成药生产已由手工作坊制作转变为中成药厂生产。随着中药厂的改建和新建，新工艺、新技术、新设备的普遍应用以及管理、经营方式的不断改进，中成药工业正在向现代化企业发展。

（七）民族医药

为了继承和发扬民族医药，多年来，各民族自治区、州、县遵循卫生部关于发展民族医学，对民族药进行整理研究的要求，广泛开展民族药资源普查、整理总结，同时广泛进行科学研究工作，如从生药成分、化学成分、药理以及临床方面对广枣、黑种草子、亚乎奴等药材进行科学研究，其研究有的已载入《中华人民共和国药典》。除此之外，近年来还先后编撰出版了《藏药志》《维吾尔药志》以及《内蒙古中草药》等著作。同时，卫生部药品生物制品检定所以及云南省药品检验所等共同整理出了1200余种各民族常用的、来源清楚且疗效肯定的药物，并陆续编纂出版《中国民族药志》。

除了编纂现代著作，国家对民族药古典经籍也开展了整理研究和汉译工作，如1980年由云南楚雄州药检所整理的《彝语文医药》译本以及1983年出版的由李永年译的藏医名著《四部医典》，1986年出版的由毛继祖、王振华等译注的《晶珠本草》。这些古典经籍的整理研究和汉译对发展民族医药产生了较大影响，民族药史的研究也取得新的进展。所有的编纂工作，都为促进各民族医药学术交流以及发扬中国医药学事业作出了重大的贡献。

四、中药教育事业的发展

1956 年，卫生部与高教部在北京、上海、广州、成都建立了 4 所中医学院，随后，全国各省、市也相继建立了中医学院。到目前为止，全国已创办了 30 所高等中医药院校，中药学均为必修课程。

中药专业教育不断发展。中药本科专业被列入国家高等教育部医药类本科专业目录。许多院校建立了中药学院。1986 年国家教委组织修订医药类专业目录，其中中药本科专业分化为中药学、中药制药学、中药鉴定学、中药药理学、中药资源学 5 个专业，而中药专科专业分化为中药学、中药制药学、中药鉴定学、中药企业管理 4 个专业。

1978 年我国恢复研究生教育制度，招收了首批中药研究生。1980 年国家建立学位制度，教育部公布了中医、中药、中西医结合研究生学科和专业目录，审批了一批中药硕士、博士学位授权电位和中药硕士、博士研究生专业点，审定了中药硕士、博士研究生导师，中药研究生教育正式纳入了国家研究生教育制度的轨道。从 1981 年开始招收攻读中药硕士研究生，1984 年开始招收攻读中药博士研究生，极大地促进了中医药事业的发展。

在发展中药本、专科和研究生教育的同时，还吸取传统师承教育的经验，开展中医药师承教育。此外，中药产业除培养高层次中药人才外，还开展中等中药专业教育，加强中药技术人员的培养，许多中医药学校和卫生学校分别设置了中药学、中药制剂工艺、中药商品经营、中药鉴定、中药炮制、蒙药学的专业和相关专业方向。此外，各省、市开展中药技术人员继续教育和中药技术工人岗位培训，不断完善中药教育的专业、层次、科类和类型结构，提高了中药队伍的整体素质。

为了加强了中药教育的内涵建设，提高教学质量。在教材建设方面，1959 年，卫生部组织统一编写出版中医学院教材，其中第一版中医学院《中药学》试用教材是由成都中医学院主编的《中药学》，该教材由北京、南京、上海、广州和成都中医学院五院代表在会议进行审订，1960 年出版。随着中药专业教育的发展，陆续又编撰了《药用植物学》《药用植物栽培学》《中药鉴定学》《中药制剂学》等教材，这些教材的编纂对繁荣中药学术，保证中药教学质量发挥了重要作用。在学科建设方面，评定了一批国家级、部局级和省级的重点学科点，以点带面，推动了全国中药学科的建设工作，促进了中药学术水平的提高，为经济建设、社会发展作出重大贡献。

第二章　中药采制理论

　　中药是我国悠久而珍贵的文化遗产，是当今世界医药学中璀璨的明珠。几千年来，它对中华民族的繁衍昌盛发挥着重要作用，为人类抵抗疾病作出了贡献。中医的发展离不开中药，没有了中药，传统医学也就成了无米之炊。

　　中药主要来源于天然植物、动物和矿物。中药品质的优劣对中医临床疗效有着至关重要的影响，中药的疗效是中医药学发展的重要基础，而中药采制理论又是保障中药疗效的关键，主要包括品种、采集、炮制加工、贮藏等。中药的采制是否适宜，是影响药材质量的关键因素。不合理的采制既浪费野生动、植物来资源，还会破坏药材资源，降低药材产量。早在《神农本草经》里已指出："阴干、暴干，采造时月，生熟，土地所出，真伪陈新，并各有法。"南北朝时期，著名药物学家雷敩所著我国第一部炮制专著《雷公炮炙论》记："略陈药饵之功能，岂溺仙人之要术？其制药炮、熬、煮、炙，不能记年月哉！欲审元由，须看海集。某不量短见，直录炮、熬、煮、炙，列药制方。"可见，历代医药家都十分重视中药的采制，并在长期的生产生活实践中，积累了丰富的理论知识和经验。如今，人们借助现代科学技术，发现中药的采制是否适宜与其有效成分含量关系密切。总之，中药采制的研究，是以保护、扩大药源，保证药材质量，提高临床疗效为主要任务的。

第一节　中药采制与临床应用

一、中药品种与临床应用

　　中医防治疾病的主要工具是中药，中药品种的稳定与可靠，是中医临床用药安全、有效的基本前提。由于中药来源丰富、品种繁多，历代医家对中药品种进行了全面的本草考证。梁代陶弘景发现药物品种混乱、名实难辨，在《本草经集注》序曰："采送之家，传习造作，真伪好恶莫测。"故其总结并考证前人经验，撰成旨在鉴别药材基原品种异同和真伪好恶的《本草经集注》，尚志钧称其开创中药鉴定的先河。

　　唐代《新修本草》是国家组织编撰的官修本草，在药物论述较之前更加详尽完善，是我国历史上第一部官修本草，同时开创了本草编写图文对照的先例。《新修本草》编撰过程，每味中药都有其对应的药图，同时附有药图的文字说明，即图经。《新修本草》正文 20 卷，目录 2 卷，而药图 25 卷，图经 7 卷，共计 32 卷，远远超过正文，由此可见对药材品种，真伪优劣的重视。《新修本草》图文对照的体例不仅对中药学的发展产生深远影响，更有利于澄清中药品种混乱的问题，保证中药品种的正确使用。此外，唐代陈藏器所编《本草拾遗》不仅增补大量民间药物，而且增加了对药物生境、形态的真实描述，对药物品种的本草考证也卓有贡献，其"解纷"部分，就是对药物品种混乱的辨析与澄清，同时纠正了前代本草的错误。

宋代中药材基原的本草考证成果也颇丰。北宋校正医书局的医官对唐代选取药品、对应图例、编撰图经、分别诸药的理念十分推崇，因此，嘉祐年间，苏颂、掌禹锡等吸取唐代编撰经验，于1061年编撰《本草图经》，是一部系统性的药物品种考证专著，记载了许多药物的不同品种，并且重视不同品种药物的真伪优劣辨别，具有了较强的药物品种意识。北宋蜀医唐慎微多方收集资料编成《经史证类备急本草》将汉代《神农本草经》到宋代《嘉祐本草》期间诸多本草资料汇编，集本草与图经于一体，是当今研究宋代以前本草发展的最完备本草，更是对药物基原品种进行考证所必需的参考文献。宋代沈括《梦溪笔谈》中对动、植物分类、形态等，以及对动、植物的地域分布的记述，亦是研究本草品种基源的重要依据。南宋画家王介绘制的我国最早的彩色本草图谱《履峻岩本草》能准确地反映原植物的特征，对原植物品种考证更加准确。

明清时期对于本草基源品种的考证也较为丰富。李时珍所撰《本草纲目》被誉为"东方药物巨典"，它不仅是一部综合性较强的本草学巨著，而且在药物基原品种考证方面的成就颇多，其"集解"部分引录了许多现代已经失传的古代本草对药物鉴别的记载，为药物品种的考证提供了重要依据。清代吴其潜编撰的《植物名实图考》和《植物名实图考长编》，是植物学方面科学价值比较高的名著，也是药用植物品种考证的重要的中药典籍。

历代医家对于中药品种的考证都极为重视。品种是保证药物质量和疗效的基础，中药的品种混乱影响中医用药疗效是客观现实，规范种源是中药现代化的必需途径，也是保证和提高中医用药疗效的关键之一。

二、中药采集与临床应用

中药品质的优劣对中医临床疗效有着至关重要的影响，而有效成分的含量又是衡量中药品质的重要指标。由于中药的来源大多数为植物药材，因此如何合理确定药材的采集以提高有效成分的含量，从而保障中药的品质和在临床的应用有效是关键因素。中医历来重视中药的采集，孙思邈在《千金翼方·卷第一·药录纂要》中强调了采集的重要性："夫药采取，不知时节，不以阴干曝干，虽有药名，终无药实，故不依时采取，与枯木不殊，虚废人功，卒无裨益。"认为中药适时采集是保证药材质量、提高中药疗效的重要前提。

不同的采集时节影响中药的功效。《黄帝内经·至真大要论》记载道："司岁备物……司岁物何也……天地之专精也。"结合中药，即指按时间、季节、生长情况进行种植、采集，以获取气味完备的药材，这样药效药性才最全面。陶弘景论述了采药的大致规律："本草时月……其根物多以二月、八月采者，谓春初津润始萌，未冲枝叶，势力淳浓故也。至秋则枝叶就枯，又归流于下……春宁宜早，秋宁宜晚，其花、实、茎、叶，乃各随其成熟耳。"《汤液本草》有关采药时节的记载："凡药之昆虫草木，产之有地；根叶花实，采之有时。失其地，则性味少异矣；失其时，则性味不全矣。"古人通过不断地实践得出春宁宜早，秋宁宜晚，即根及根茎类药材在茎叶枯萎时、早春未萌发时采集，这样才能保证中药气味完备、质量最好、药效最佳。若违背其采收季节，"失其时，则性味不全矣"，那么性味就会发生改变，如《本草衍义》记载："金樱子九月十月熟时采，不尔，复令人利。"历代医家通过经验总结出采集时节并形成一定的规律，充分说明了采集影响药效继而影响疗效。

采集用药部位影响疗效。中药大多来源于自然界的动植物，不同的入药部位，决定着中药广泛的功效。在采集过程中注意区分不同用药部位，有利于纯净药材，保证药材质量。《神农本草经》序载有："根茎花实，草石骨肉。"明确提出中药来源于植物不同用药部位，包括根、茎、叶、花、果实、种子等。清代医家唐容川提出："只取药力专注处，以与病相得而已。"即根据病情选取药效最佳的药用部位，例如莲的茎节做藕节，功效收敛止血；叶做荷叶善能清利暑湿，升发清阳之气；种子做莲子功能益肾固精，补脾止泻，止带，养心安神；胚芽做莲子心清心安神，交通心肾，涩精止血；雄花蕊做莲蕊功能为固肾涩精等。又如《雷公炮炙论》："当归……若要破血，即使头一节硬实处；若要止痛、止血，即用尾。"提出当归头能破血，尾能止血。《新修本草》记载："淡竹叶，味辛，平、大寒。主胸中痰热，咳逆上气。其沥，大寒。疗暴中风……其皮茹，微寒，疗呕哕……苦竹叶及沥，疗口疮……竹笋，味甘，无毒。主消渴……干笋烧服，治五痔血。"区分了竹叶、竹茹、竹沥、苦竹叶及沥、竹笋不同部位之间功效的差异。《本草衍义》载："枸杞当用梗皮，地骨当用根皮，枸杞子当用其红实……其皮寒，根大寒，子微寒，亦三等。"将同一植物的不同部位，根据功效不同，进行区别，由此可见，按照合适的采集时节、采收正确的用药部位，对于保证中药的质量有重要意义。中药质量有保证，疗效才有保证。

古人为保证药材质量，对品种、产地、采收等严格控制，确保药材性味完备、质量有保证、疗效有基础。汪昂指出："药之为用，或地道不真，则美恶迥别；或市肆饰伪，则气味全乖。或收采非时，则良楛异质；或头尾误用，则呼应不灵。或制治不精，则功力大减。"明确指出药材产地、采集等均能影响药效。因此，通过品种、采集环节的严格控制，是保证中药质量，保证疗效的最大化基本手段。

三、中药炮制加工与临床应用

炮制，又称炮炙、修治、修事，是药物在应用制剂之前，根据医疗、调剂、制剂的需要进行必要加工的过程。合理的炮制能净制药材、保证药材质量，增强药物疗效，提高临床疗效。

《伤寒论》所载方剂里就有许多通过炮制来增强疗效的记载。《伤寒论》桂枝汤"桂枝去皮、甘草炙、生姜切、大枣擘""栀子十四个擘""附子一枚，炮，去皮，破八片"，《新修本草》记载："凡汤中用完物，皆擘破，干枣、栀子、栝楼子之类是也。"医药界有谚语曰："逢子必炒，逢子必捣。"就是通过改变其外观性状增加溶出，提高药物溶出度从而提高临床疗效。

《本草蒙荃》指出："凡药制造，贵在适中，不及则功效难求，太过则气味反失。"提示炮制不可过度，不可不及，过度和不及均会影响疗效。其又指出："酒制升提，姜制发散。入盐走肾脏，仍使软坚；用醋注肝经，且资住痛。童便制，除劣性降下；米泔制，去燥性和中。乳制滋润回枯，助生阴血；蜜制甘缓难化，增益元阳。陈壁土制，窃真气骤补中焦；麦麸皮制，抑酷性勿伤上膈。乌豆汤，甘草汤溃曝，并解毒致令平和；羊酥油、猪脂油涂烧，咸渗骨容易脆断。有剜去瓤免胀，有抽去心除烦。"较为详尽的总结了中药炮制增效的方法。《本草纲目》载："升者引之以咸寒，则沉而直达下焦；沉者引之以酒，则浮而上至颠顶。"用反制的方法改变药性，增强升散药下达的功效，增强沉降药向上的作用，均是炮制改变药性的依据，并载有："天南星……治风痰；有生用者、若熟用者……治风热之痰；脾虚多痰，则以生姜渣和黄泥包天南星煨熟。"也是炮制提高临床疗效的依据。

无论《黄帝内经》左角发酒"剃其左角之发方一寸燔治"还是《雷公炮制论》《炮制大法》《修事指南》炮制学专著的问世，体现了炮制在中药应用过程悠久的历史，同时也体现炮制对于保证中药质量、提高临床疗效的重要性。

四、中药贮藏与临床应用

中药贮藏是中药流通过程中的重要环节。在长时间的贮藏过程中，中药在贮藏条件或自身的理化性质作用下，极易出现发霉、虫蛀、变色、变味、泛油等现象，导致药效物质发生变化，影响临床用药安全，因此，贮藏保管好中药材显得尤为重要。

《神农本草经》除完备记述中药基本理论，其中对中药材"阴干、曝干"的记载即是对中药贮藏的论述。梁代陶弘景所撰《本草经集注》载："凡陈皮、半夏、麻黄、枳壳、狼毒、吴茱萸皆需陈久者良，其余需精新也。"即中药"六陈"以陈久为良，在一定的贮藏期限内才能最大限度地发挥药效。本书也明确指出药物产地、采制方法、贮藏时间与其疗效的关系。南北朝时期《百官志》记载："医师四十人……太医署有主药师二人……药园师二人……药藏局盛丞各二人。"在当时已专门设立贮藏药物的机构。唐代，中药学及贮藏学得到了前所未有的发展，不仅讲求道地药材，而且对药物的贮藏也十分考究。孙思邈《备急备急千金要方》记载："诸药未即用者，候天大晴时，于烈日中曝之，令大干、以瓦器贮之，泥头密封……凡贮药法，皆须去地三四尺，则土湿之气不中也。"宋、元时期的《本草衍义》《汤液本草》等对中药材贮藏养护好坏与疗效的关系进行了阐述。明代陈嘉谟《本草蒙荃》记载："当春，夏多雨，水浸夜晚，或风虫啮耙，堪延见雨，着火频烘，遇晴明即悬曝，造悬架上……细腻贮罐中，人参须和细辛，冰片必同灯草。"其中许多经验沿用至今。李时珍编著《本草纲目》对中药学及贮藏学的发展也起到举足轻重的作用。清代吴仪洛《本草从新》阐述："用药有宜陈久者，有宜精新者。用陈久者，或取其烈性减，或取其火候脱；用精新者，若陈腐而久，则气味不全，服之，必无效。"中华人民共和国成立以后，国家十分重视中药材的贮藏养护工作，先后编写了大量的中药材贮藏专著。由此可见，中药材贮藏从古至今都受到足够的重视，而且历代相承，日渐富繁，这正是中医药文化传承与创新的表现。

中药材和中药饮片的贮藏是继中药采集、加工、炮制后的一个重要环节，在临床应用的过程中，若贮藏保管不当，容易由空气、温度、湿度、贮藏方法等因素造成质量和疗效下降，出现泛油、变色、气味散失、风化等现象。因此，中药材及饮片的贮藏是中药临床应用过程中的重要环节，对确保临床用药安全有效，提升我国中药的国际竞争力，促进中医药事业健康稳定发展意义深远。

第二节　中药采制理论的历史沿革发展

采制同药物的发现一样，都具有悠久的历史。在原始时代，我们的祖先在探索食物过程中，发现一些食物能用于治病而成为药物的时候，采制也就随之产生。随着人们的生活、生产实践，逐渐发现将食物清洗、打碎、截断、去皮后，更方便食用；将食物晒干或阴干后，便于较长时间的贮存；粗加工和干燥的方法也就随之产生，这些方法也自然地被应用于药物。这是药材加工处理的萌芽，至今在野生药用植物的采收、加工中，仍然可以看到这类粗加工的方法。随着社会生产力的发展，中药材的生产技术不断进步，家种药用植物种类日益增多，药材采收、加工、干燥处理的经验不断积累，现已形成以中医理论为指导的采制技术。

一、夏商时代

人们利用谷物酿酒，在出土的殷商甲骨文中有"鬯其酒"的记载。据《说文》记载，鬯即用黑黍和郁金草酿成的香酒，古时供祭祀降神之用，可见殷商时代人们已懂得采芳草以供酿酒，可说是后世制造药酒之滥觞。

二、周、春秋战国时代

文字在该时期有很大发展，许多著作书写于竹简上得以流传。虽然还没有本草专著，但在其他著作中有不少药物的记载，有的还记录了采药劳动，如《诗经》中记载有采艾、采蘧（羊蹄，蓼科植物）、采荬（酸模，蓼科植物）、采薗（旋花）、采荬（泽泻）、采蘬（益母草）、采蝱（贝母）、采芣苢（车前）、采卷耳（苍耳）等。《周礼·天官》则有"医师掌医之政令，聚毒药以供医事"的记载，说明西周至战国时期，医疗用药已很普遍，国家并设有专门管理收集药物以供医用的官职，中药的采制在该时期也相应地得到发展。

三、秦汉时代

这一时期国家统一，社会经济得到发展，对外交流日益增多，药物知识不断丰富，产生了我国第一部本草著作《神农本草经》。《神农本草经》在其序录中论述"药有酸咸甘苦辛五味，又有寒热温凉四气及有毒无毒，阴干曝干，采造时月生熟，土地所出，真伪陈新，并各有法"等，是早期药物学的理论，也是在中医理论指导下进行采制活动的开端。东汉崔寔《四民月令》记载了部分药用植物的采收时期，如"四月……收葶苈子、冬葵、莨营子""七月收柏实""九月采菊花，收枳实"等。张仲景的《伤寒论》和《金匮要略》在不少药物中，记载了去污、去芦、去皮、去核等加工处理。这些采制的记录虽然简略，但是为以后采制技术的发展奠定了基础。70年代湖南长沙发掘的汉墓马王堆出土文物中的帛书《五十二病方》，载有辛夷、佩兰、桂皮、姜、酸枣核、高良姜、藁本、杜衡、茅香等药物，这些实物更有力说明汉代已掌握了不同入药部位的采收、加工方法。

四、魏晋、南北朝

该时期虽然战乱频仍、南北分裂，本草学的著作较少，但陶弘景结合《神农本草经》《名医别录》编成《本草经集注》，不仅增补了药物种类，明确叙述药用植物的采收期、入药部位及其干燥方法，而且在采收时期方面提出了自己的看法。如陶弘景载："凡采药时月，皆是建寅岁首，则从汉太初后所记也。其根物多以二月、八月，采者谓春初津润始萌未中，枝叶势力淳浓故也；至秋枝叶干枯，津润归流于下。今即事验之，春宁宜早，秋宁宜晚。华、实、茎、叶乃各随其成熟尔。岁月亦有早晏，不必都依本文也。"北魏贾思勰《齐民要术》是我国最早也是世界上最早的农业科学巨著，书中记载了胡麻、葵、蒜、兰香、荏、蓼、姜、蘘荷、枣、安石榴、木瓜、椒、茱萸、红蓝花、栀子、紫草、地黄、莲、芡、菱等药用植物的种植方法，其中记载了不少采收、加工、干燥的方法，如关于种兰香记载："作菹及干者，九月收。作干者，大晴时，薄地刈取，布地曝之。干乃接取末，瓮中盛，须则取用。取子者，十月收。"关于种红蓝花、栀子记载有："花出，欲日日乘凉摘取。摘必须尽。"

五、隋唐时代

南北朝统一，社会安定，药用植物种植已很普遍，药物采制的经验更加丰富，加工技术更向复杂、科学、精细迈进。医药学家对采制与药物质量关系的论述也较多，如唐代孙思邈《千金翼方》采药时一节文记载"夫药采取不知时节，不以阴干、曝干，虽有药名，终无药实，故不依旧时采取，与朽木不殊，虚费人工，卒无裨益""凡药皆须采之有时日，阴干、曝干则有气力。若不依时采之，则与凡草不别，徒弃功用，终无益也"。此外，文中还涉及233种药物的采制方法。

唐代农学著作中以韩鄂撰写的《四时纂要》收录的药物加工方法最具代表性，不仅分月收录药用植物和种植方法，而且分月记载它们的采收和加工方法，如二月造薯药粉法，三月收蔓青花，五月收红花子，六月收楮实，七月收角蒿，八月收地黄、牛膝子、牛膝根，九月收枸杞子、梓实，十月收枸杞根。收录的造薯药粉法中比较细致地介绍了山药的加工方法，如要洗土，刮黑皮，削去第二重白皮厚约二分，竹箔上晒，夜间收回微火养，次日又晒；阴天用微火养，以干为度；久阴，用火焙干。又如做生干地黄："取地黄一百斤，捡取好者二十斤，半寸长切，每日曝冷干；余者埋之。待前者二十斤全干，即候清明日出埋者五斤或十斤，捣汁浸拌前干二十斤，曝之。其汁每须支料令当日浸尽，隔宿即醋恶。天阴即停住。慎勿令尘土入。八十斤尽为度，成十斤干地黄。"

六、宋代

经济和文化发展较快，对外交流日益扩大，国家组织力量普查药物，并且多次修编本草，注重收录药物的采收季节和加工方法，在本草学上有显著成就。其中《本草图经》在总结药物生产经验的基础上，纠正了前人有关采收方面的一些错误，如丹参，《别录》云："五月采根。"《本草图经》云："冬月采者良，夏月采者虚恶。"云实药用种子，《别录》云："十月采。"《本草图经》指出："今五月、六月采实，过时即枯落。"都与实际情况相符。这一时期有些地方官也重视中药材生产，如四川彰明邑令杨天惠，对当地附子生产做了大量调查，编撰出著名的《附子记》，不仅记述当地附子的生产、经营情况，而且记录了附子的采收与加工方法"采擷以秋终九月止……七月采者，谓之早水，拳缩而小，盖附子之未成者""其酿法用醝醋安密室，淹覆弥月，乃发，以时暴晾久干定"，其中酿法就是浸泡附子的方法。

沈括《梦溪笔谈》中论采药一文，是这个时期很有科学价值的论文之一，也是古代唯一研究采药的学术论文，至今仍有指导意义，他首先指出："古法采草药多用二月、八月，此殊未当。但二月草已芽，八月苗未枯，采擷者易辨识耳，在药则未为良时。"而且以芦菔、地黄、紫草等不同时期采收，药材质量差异为例，总结出不同入药部位的最佳采收期："大率用根者，若有宿根，须取无茎叶时采，则津泽皆归其根……其无宿根者，即候苗成而未有花时采，则根生已足而又未衰……用叶者，取叶初长足时。用芽者，自从本说。用花者，取花初敷时。用实者，成时则采。皆不可限以时月。"并且进一步阐明"缘土气有早晚，天时有愆伏"，以及"地势高下之不同""物性之不同""地气之不同""人力之不同"，药用植物的成熟分早晚的科学原理。因此，不能把药用植物完全固定在一定的月份采收。

七、元明时代

元代历史时期较短，疆土横跨欧亚，对外交流更多。本草研究虽不多，著作少，对采药技术的收录也很少，但在农学著作《王祯农书》中仍可看到药物采收、加工技术的发展。该书收录的药用植物有姜、莲藕、芡、蒜、兰香、乌梅、枣、荔枝、龙眼、橄榄、石榴、木瓜、银杏、橘、山楂、皂荚、红花、紫草、枸杞子等，均记载有详细的采收季节和加工方法，其中对宣城花木瓜的生长有独特的记述，"始实则簇纸花薄其上，夜露日曝，渐而变红，花文如生"，又如乌梅法"以梅子核初成时摘取，笼盛于突上，熏之即成矣"。

明代社会经济文化出现了新的发展局面，我国药学史在该时期蓬勃发展时期，出版不少本草著作，其中《本草品汇精要》《本草纲目》对采收、加工记载较详，特别是后者。《本草品汇精要》在每种药物下分别以名、苗、地、时、收、用、质、色等项目来记述，其中明确记载了采收季节和加工处理的方法。

李时珍《本草纲目》不仅收录了历代本草、农书、园林著作、地方志等本草著作中有关药物采收、加工的经验，而且记载了他亲自种药、采收的实践经验。既有继承，又有批判和发展，如收录天麻加工方法就有"暴干"和"初得乘润刮去皮，沸汤略煮过，暴干收之"两种，同时描述了两种加工方法形成的不同药材性状，而后一种方法与现在的加工方法已基本相同。对芎䓖（川芎）则记录了通过实践考察，否定古人"三、四月采根暴干"和"九月、十月采之为佳"的错误，指出："八月根下始结芎䓖，乃可掘取，蒸暴货之。"瓜蒌记载则指出采根以"秋后掘者结实有粉，夏月掘者有筋无粉，不堪用"。

八、清代

由于清代封建统治，闭关锁国，使我国科技、经济大大落后于西方，本草学发展也受到阻碍。《本草纲目拾遗》是该时期水平很高的药用植物学巨著，它收录了不少树脂类药物，如鸡血藤胶、肉桂油、椰膏、松皮膏等，是过去本草著作中没有记载的，也说明清代人们已形成对提炼树脂芳香油的加工方法，在"於术"项下记载的采收、加工方法，也是以往本草无记载的内容，"冬采者名冬术，汁归本根，滋润而不枯燥，却易油，不能止泻。春采夏采者，藏久虽不易油，却枯燥不润，肉松不饱满。凡收术须阴勿晒，晒则烂"。

此外，在大量地方志中，还可见到一些采制方面的记载，如嘉庆二十一年版的《四川通志》收录的冬虫夏草的采集，"采药者须伏地寻择……每岁惟四月杪及五月初可采，太早则蛰草未变，太迟即变成草根，不可辨别矣"，这也是有关虫草采集最早的记载。

九、民国时期

由于社会历史原因，这一时期中医受到排挤，中药被扼杀，药材生产日趋衰落。采药、加工技术基本通过祖传，文字记载甚少。抗日战争时期在四川南川建立的常山种植场，即现在的南川药物种植研究所的前身，以及在重庆北碚、沙坪坝等地开设药苗种植场，在引种黄常山、洋地黄、除虫菊、延胡索等药用植物时，也对它们的采收、加工处理作了一些研究。这个时期四川大学农学院和华西大学药学系先后开设了药用植物栽培课，使采药、加工技术传授开始进入课堂教学。

十、中华人民共和国成立后

几千年来，药材采集、加工技术逐步发展、变化，从固定的二月、八月采药，发展到产地、药材种类、入药部位不同，采收季节、采收方法也不同；从粗加工到多种多样以药材质量第一为目标的精细加工方法，都经历了许多代人口传手教，不断总结提高，才得以流传，而其中的发展、变化过程极其缓慢。但在中华人民共和国成立后，在党和政府的中医中药政策指导下，传统的中药材采集、加工技术迅速被发掘、整理，并得到飞速发展。70多年来，出版的各种中药志、药物志、药用植物栽培著作，均详细收录了传统和现代药材采集、加工技术。在中医药院校、农业院校开设的《药用植物栽培学》《药材加工学》《中药学》《药材学》等课程中，更是系统讲授中药材采集、加工技术。中医药科研部门、农业科研部门、医学管理部门，对药材生产进行的各种科学研究，更推动了药材采集、加工技术向现代化、科学化、机械化方向发展。

第三节　中药的品种、名称发展演化

中药的应用，至今已有数千年的历史。广义的中药包括中药材、饮片和中成药三部分，狭义的中药，通常是指中药材而言。临床应用的中药材主要来源于天然的矿物、植物、动物及少数人工的制成品。所谓中药品种，一般是指中药药味种类或物种而言，如《神农本草经》收载中药 365 种。药味的基原有单一的，也有多原（元）的，单一的品种，常指单一的物种而言，有时也可能指种以下的某一单位，如亚种、变种或变型等。多元性的品种，往往是复杂品种，如乌头类中药，则是包括乌头属多种药材，贯众的品种则是指蕨类多个不同科属的物种等。

天地造化，万物生长。物以类聚，以名而立，以性而类，井然有序。本草中各个药名，不仅为一物之代号，且有它独特的内涵，或言其形，或言其质，或言其性，丰富多彩的药名也彰显出古人的生活智慧和实践经验，是先人们在长期采集和应用药物同疾病作斗争过程中的经验升华，为本草药物赋名亦是中医药文化的精华构成。

中药品种繁多，为防治疾病提供了选择药物和就地取材的物质基础，同时也是寻找和研究新药的源泉。但由于各地区用药习惯不同，药名称谓不同，同名异物、同物异名的情况较多，导致了中药品种的混乱，使得生产、临床、确保品种的正确性面临新的挑战。除上述由中药名称引起混乱以外，还有人为的以伪乱真和药材外形相似而错采、错认等，越是药源稀少和珍贵的药物，其混乱情况越严重，如人参、天麻、冬虫夏草、麝香、牛黄等。

中药品种混乱，自古有之。晋代张华《博物志·卷七》载："魏文帝所记诸物相似乱者，武夫怪石似美玉，蛇床乱蘼芜，荠苨乱人参，杜衡乱细辛。"李时珍《本草纲目》在论徐长卿时曰："鬼督邮、及已之乱杜衡，其功不同，苗亦不同也。徐长卿之乱鬼督邮，其苗不同，其功同也。杜衡之乱细辛，则根苗功用皆仿佛，乃弥近而大乱也，不可不审。"

中药品种混乱使中药名实不符，直接影响临床用药的安全与有效，同时还因药材报废使国家蒙受巨大经济损失，阻碍中医药事业的发展。为进一步继承发扬祖国医药学遗产和振兴中药，澄清中药品种混乱问题已成为当务之急。

一、中药品种概况

我国历史悠久，幅员辽阔，地形复杂，气候多样，这就为孕育极其丰富的植物、动物、矿药物资源，创造了优越的条件。因此，野生药材遍布沟山，家种药材成片成林，可谓是大好的天然药库。

　　中药品种的数目是随着劳动人民与疾病作斗争的经验总结而不断发展的。从历史上来看，我国第一部本草专著为东汉末年的《神农本草经》，最初只收药 365 种，到梁代的《本草经集注》收载药物就增加至 730 种，唐代《新修本草》发展为 850 种（或为 844 味），宋代《经史证类大观本草》增至 1745 种，明代《本草纲目》则集 16 世纪以前各代本草之大成，全书收药 1892 种。

　　中华人民共和国成立后，党和政府极为重视祖国医药学遗产，对中草药的继承、整理、发掘做出大量工作。我国分别于 1960～1962 年、1969～1973 年、1983～1987 年组织开展了三次中药资源普查，历次中药资源普查获得的数据资料为我国中医药事业和中药产业发展提供了重要的依据。其中以 20 世纪 80 年代进行的普查规模最大，除中国台湾地区外全国中草药初步统计有 12700 余种，另据中国中医研究院中药研究所近十余年来在编写《全国中草药名鉴》工作中的调查分析可知，全国中草药有 13268 种（含种以下单位的分类），其中植物药 369 科，11471 种；动物药 403 科，1634 种；矿物药 163 种。但国内省一级药材公司经销的品种在 500～1100 种之间，其余多为民间药物和民族药物。

二、中药品种在历代本草中的发展演化

　　中医本草著作，上自汉魏六朝，中经唐宋金元，下迄明清近代，历二千年来之嬗递传承，作者 300 余家，成书 2000 余卷，可谓源远流长。因而了解中药品种在历代本草和不同历史时期的变迁和发展，进而分析其原因，探索其规律，为品种考证、药物正名提供文献依据和指导正确用药，是十分必要的。

（一）中药品种在历代本草中的变迁

　　某些药物在早期本草所收载的药名与后世本草虽相同，但其实际品种却产生了变化；有时种类未变，但药名变更，作为另一种药物，其所对应的主治应用也发生了变化，这些均称之为中药品种的变迁。通常有如下几种情况：

　　1. 被淘汰　早期本草所收载的某些药物，由于疗效不甚确切或受其他因素等影响，以致逐步被淘汰或湮没，如《本草经集注》中的"有名未用"药，大多属于此类型。它们在早期本草中有简单的记载，但后世使用极少，后人逐渐仅知其名而不知其物了。当然，不排除其中也可能有少数品种通过深入发掘而东山再起。

　　2. 被取代　被疗效更佳的优质品种所取代。枳实、枳壳即属此类型。唐代陈藏器认为："旧云江南为橘，江北为枳。今江南俱有枳橘，江北有枳无橘，此自种别，非关变也。"从生长气候条件来分析，古代早期所用的枳必为芸香科枸橘 [*Poncirus trifoliata* (L.) Raf.]。到了宋代，苏颂认为："今医家多以皮厚而小者为枳实，完大者为枳壳，皆以翻肚如盆口唇状，须陈久者为胜，近道所出者，俗呼臭橘，不堪用。"这里所说的不堪用的臭橘，即是前述枸橘，说明到了宋代，枳实、枳壳的正品已发生改变。现在的正品枳壳、枳实 [*Citrus. aurantium* L.]（酸橙）应是宋代沿用而来，而非早期本草所说的枳（枸橘）。

3. 因描述不详被后世新兴品种所取代 如巴戟天，早在《神农本草经》中就有收录，《本草图经》有归州巴戟和滁州巴戟的记载，但均描述简略，品种欠明，只有"根如连珠"的药材性状描述以代表巴戟天的特征。如今广东、广西地区生产的茜草科巴戟天 [*Morinda oficinalis* How] 的根，此特征甚为明显，且有与本草记述相应的疗效，在中医临床实践中视为正品。现在广巴戟已取代古本草之巴戟天，成为《中华人民共和国药典》正式收载的巴戟天正品。

4. 外来药物被国产品种所取代 例如荜澄茄，唐代李陶《海药本草》所收载为胡椒科荜澄茄 [*Piper cubeba* L.]，而后世则有以樟科山鸡椒（山苍子树）[*Lisa cubeba* (Lour.) Pers] 的果实充当荜澄茄用，现今药用澄茄子都是樟科的山苍子或其同属近缘植物的果实，其他如沉香、降香、鹤虱等早期也属外来药物，至后世均被国产药物所取代。

5. 因采伐过度，资源短缺，被同属近缘品种所取代 如古本草中最早记载的秦皮，一般认为是木犀科的小叶梣 [*Fraxinus bungeana* DC.] 的树皮或枝皮，后世本草记载也有"成州秦皮"等。如今，小叶梣皮商品中几乎无存，商品秦皮已为大叶梣 [*F. rhynchophylla* Hance]、尖叶梣 [*F. szaboana* Lingelsh.] 及 [*F. chinensis* Roxb. var. *acuminata* Lingelsh.]、宿柱梣 [*F. stylosa* Lingelsh.] 和白蜡树 [*F. chinensis* Roxb.] 等的树皮所代替。

6. 同名异物的变迁 不同时期，同一品名的不同药物，主次地位有的发生了改变。如白附子，《新修本草》《海药本草》《本草纲目》《本草原始》所载的白附子，多谓"原出高丽""苗与附子相似"，根"形似天雄"。至清代《本草从新》仍谓："根如草乌之小者，皱纹有节，炮用。"此均对毛茛科关白附（竹节白附）[*Aconitum coreanun* (Lév.) Rapaics.] 而言。但自唐代到清代期间药用白附子，主要为天南星科植物独角莲 [*Typhonium giganteum* Engl.] 的块茎，又名鸡心白附和牛奶白附，商品通名禹白附。本品在历代本草中未有明确叙述，因其无形态描述，只言产地，是否与《别录》所言"白附……生蜀郡，三月采"有关，尚难加以断言，但从明代《本草原始》白附子所附之药材图形来看，上述两种白附子似乎兼而有之。现代商品白附子，全国大多数地区使用禹白附，局部地区使用关白附，可见关白附在药用历史上的地位发生了改变，即由原先的主要地位退居于次要地位。

不同时期，不同的本草文献对同一品名的药物所指不同。如紫参，《新修本草》云"紫参叶似羊蹄，紫花青穗，皮紫黑，肉红白，肉浅皮深，所在有之"，是指蓼科拳参而言。汉代张仲景治痢的紫参汤，其所用紫参，可能即系此种。《本草图经》记载"晋州紫参"图亦属此类型，另有三种紫参（滁州紫参、濠州紫参、眉州紫参）则各不相同，《滇南本草》之紫参即《植物名实图考》蔓草类所载之滇紫参，为茜草科小红参 [*Rubia yunnanensis* (Franch.) Diels]，但《植物名实图考》山草类另有一种紫参，为唇形科鼠尾草属 [*Salvia Linn.*] 植物。

再如通草，《神农本草经》与《本草纲目》之通草，即木通科木通；而《本草拾遗》《本草图经》之通脱木，为现时药用五加科之通草。古代两者均有通草之名，但现时木通，绝不称通草。现时商品木通又与古代不同，并非木通科植物，通常有马兜铃科关木通与毛茛科川木通两类。关木通味极苦，与古代本草文献木通性味迥别，服之有腹痛感。川木通为铁线莲属［*Clematis* L.］多种植物的藤茎，其所以称木通者，大概均以其藤茎"有细孔，两头皆通"所致。

7. 同物异用的变化　不同时期，不同的本草文献对同一品种进行不同品名的药物处理。如狼毒，《神农本草经》《名医别录》《本草经集注》等早期本草所谓"生秦亭山谷及奉高""亦出宕昌"的狼毒，以及《本草图经》所载的"石州狼毒"，均为瑞香科狼毒［*Stellera chamaejasme* L.］，即现时之紫皮狼毒。该品在《滇南本草》中称"绵大戟""山萝卜"，现在华北地区也作"绵大戟"用，而狼毒则以大戟科白狼毒为主，其在明代即有作狼毒用的记载。前胡，在本草中传统药用为伞形科植物白花前胡［*Peucedanum praeruptorum* Dunn］，其同属植物紫花前胡［*Peucedanum. decursivum*（Miq.）Maxim.］在古本草中作土当归用，但晚近则改作前胡用，视为后世前胡发展品种之一。有主张将本品恢复归入当归属，而采用［*Angelica decursiva* Miq.］的学名，因此将其作土当归用也有其道理。

8. 品种范围的变化　不同时期，不同的本草文献对某些药物品种的范围、概念不同。早期本草将同科不同属的药物混而为一，后世本草予以区分。如独活与羌活，《神农本草经》将独活与羌活混为一药，谓独活名羌活。陶弘景从药材形态上将两者加以区别，《新修本草》从疗效上对其加以区别，《本草图经》则有文州独活与文州羌活、宁化军羌活等药图，图形各异。李时珍则认为独活、羌活乃一类两种，清代《本草备要》则将独活、羌活明确分为两条。

早期本草将同属不同种的药物混而为一，后世本草予以区分。橘柚，《本经》载入上品，一名橘皮，仅出一条，统作橘皮入药。宋代寇宗奭云："橘柚自是两种，故曰：名橘皮，是元无柚字也。岂有两等之物而治疗无一字别者。"自此后世本草将橘、柚分列为两条。青蒿，原名草蒿，《神农本草经》列为上品，早期本草收载的草蒿或青蒿，包括菊科蒿属［*Artemisia annua* L.］和［*A. apiacea* Hance［*A. caruifolia* Buch. – Ham.］两种。晋代葛洪《肘后方》治疟所用青蒿应为菊科蒿属［*A. annua* L.］，至明代《本草纲目》始将其分列为青蒿和黄花蒿两种。就所述植物形态考证，其所述黄花蒿为菊科蒿属［*A. annua* L.］，青蒿为菊科蒿属［*A. apiacea* Hance］及［*A. caruifolia* Buch. – Ham.］，但《本草纲目》对两者疗效没有加以正确的区别，且有混淆和张冠李戴之处，如在截疟疗效方面的记载。清代《植物名实图考》所记载的青蒿与黄花蒿品种与《本草纲目》相一致，现时药用青蒿则以黄花蒿［*A. annua* L.］为主流，治疟成分青蒿素就是从本品提取的有效成分。菊科蒿属［*Artemisia apiacea* Hance］和［*A. caruifolia* Buch. – Ham.］在古本草中既称青蒿（青蒿品种之一），又称邪蒿（邪蒿品种之一，为后出异名），均各有依据。诸如此类的例子，在本草中屡见不鲜。

早期本草将同科不同属的种类作为不同药物处理，后世本草有将其混为一谈。宋代以前的本草将虎掌和天南星分别记载为两种不同的药物。至明代李时《本草纲目》始将其合二而一，李时珍认为："有当并而析者，如南星、虎掌，一物而分为二种。"又云"南星……即虎掌也""《开宝》不当重出南星条"。现知虎掌（《本草图经》的冀州虎掌）为天南星科掌叶半夏［*Pinellia pedatisecta* Schott］块茎中之扁大面具侧芽者，而天南星应为天南星属［*Arisaema*］植物。清代吴其浚亦谓："天南星即虎掌。"但所指虎掌品种，则又与早期本草所指者有别。现时将虎掌与天南星混用，并将掌叶半夏与天南星属中块茎有侧芽者，统称为"虎掌南星"，主要是秉承了李时珍的观点。

不同本草对近似药物归类处理不同。桔梗、荠苨与沙参，《神农本草经》有桔梗而无荠苨，《名医别录》在桔梗项下称一名梗草，一名荠苨，则是将荠苨与桔梗相混。但其后又出荠苨一条，说明荠苨与桔梗有别，这是在同一本草文献中的自身叙述混乱情况。李时珍云："荠苨苗甘可食，桔梗苗苦不可食……盖荠苨、桔梗乃一类，有甜苦二种。"李时珍称荠苨为甜桔梗。他在"校正"项下将荠苨并入杏参，现知荠苨与杏叶沙参同为沙参属植物，某些地区亦将荠苨作沙参入药。

9. 今人无依据的误用　冬葵子，考历代本草有关冬葵子的记述及其附图，原植物均为锦葵科植物冬葵［*Malva crispa* L.］或野葵［*M. verticillata* L.］的种子。如《证类本草》《本草纲目》及《植物名实图考》均将冬葵子与荷实分列为两种不同品名的药材，功效亦不相同。现今全国市场上药用冬葵子几乎全为苘麻［*Abutilon theophrasti* Medic.］的种子，与古本草所载全不相符。这里需要说明的一点是，《中国药典》（1977年版）虽载有"冬葵果"原植物为［*Malva erticillata* L.］，但它是作为蒙药收载的，药用部分为果实，带有果皮，并非单用种子，与中药用药习惯不同，因此不能认为《中国药典》已对冬葵子的品种进行了法定的规定。

橘红，《宝庆本草折衷》记载，以橘皮去白后留下外面的红色外果皮称之为"橘红"。传统药用橘红，从宋代一直到清代都是如此。《本草从新》继承《本草纲目》之旨论陈皮曰："入补养药则留白，入下气消痰药则去白（《圣济》曰：不去白，反生痰），去白名橘红。"但现时所售橘红，很少为橘皮之去白者，不是没有原料，而是没有及时采取有效的加工措施，造成人为的货源短缺，然而药材公司却供应另外两种类型的橘红，如下：

（1）毛橘红（化橘红）：为化州柚［*Citrus grandi* 'Tomentosay'.］或柚［*Citrus grandis*（L.）Osbeck］的幼果或未成熟的外果皮，外表绒毛厚嫩者称"正毛橘红"，绒毛略疏者称"副毛橘红"。

（2）光七爪或光五爪：为柚［*Citrus grandis*（L.）Osbeck］幼果或未成熟的外果皮加工时切成七瓣者称光七爪，切成五瓣者称光五爪。此类药材主要化学成分为柚甙及野漆树甙等，与橘皮成分不同。李时珍认为："橘皮性温，柑、柚皮性冷，不可不知。"由此可见，药用橘红的植物来源，古今发生了由橘演变为柚的变化。

（二）中药品种在历代本草中的发展

中药品种在历史演进的过程中在历代本草文献中不断地发展，主要有如下几个方面：

1. 广集民间用药经验　每个时期都有新增品种。新增品种大多表现在当时的民间用药方面，有作者直接经验或搜集调查所得，但多数参考前人或当时医药文献及笔记地方志等有关资料，如茴香为唐代《新修本草》之新增品种，三七为明代《本草纲目》之新增品种。

2. 中外交流，舶来新品　如《新修本草》吸收的外国药物有波斯的安息香，婆律国的龙脑香，西戎、摩伽陀国的胡椒，西戎的底野迦，西番的阿魏，大秦国的郁金等。《海药本草》则为收载外来药物，特别是香药的本草专书。宋代中外药学的交流更是兴旺，如交趾国贡犀角、象牙等，占城国贡乳香、丁香等，丹眉流国贡龙涎香，阇婆国贡檀香等，这些都为当时和后世本草丰富了内容。

3. 扩大药用部分　如一种植物有几个不同的药用部分分别入药，而且各有其不同品名者，屡见不鲜。例如枸杞的果实入药为枸杞子，其根皮入药称地骨皮。马兜铃果实入药用果，其根名青木香或土青木香，藤叫天仙藤。益母草药用其地上全草，果实叫茺蔚子。石松的孢子称石松子，其草则称伸筋草。莲子、莲心、莲房、莲须、荷叶、荷梗、荷花、藕、藕节，其原植物均为莲 [*Nelumbo nucifera* Gaertn.]，而药名则根据其入药部分不同而异。后世本草在扩大药用部分的同时，使药味数目不断增加。

4. 长期栽培，产生变异　地黄原为野生种 [*Rehmannia glutinosa*(Gaertn.) Libosch.]，根茎细长，明代《本草品汇精要》以怀庆产者为道地。陈嘉谟曰："江浙壤地种者，受南方阳气，质虽光润而力微，怀庆府产者，禀北方纯阴，皮有疙瘩而力大。"李时珍《本草纲目》亦载"今人惟以怀庆地黄为上""古人种子，今惟种根"，这足以说明河南怀庆府自明代起就种地黄，至今一直视为道地药材。通过长期栽培，怀庆地黄在品种上产生变异而成为野生地黄的一个变型，其学名为 [*Rehmannia glutinosa* (Gaertn.) Libosch. f. hueichingnsis (Chao et Schih) Hsiao.]。

蕲艾 [*Artemisia argyi* Levl. Et Vant.] 在湖北蕲州栽培有着悠久的历史。由于长期受到特定环境的影响，蕲艾植物形态的某些方面在栽培的过程中有所变异，现在被定为变型 [cv. Qiai]。至于薄荷、柑橘因栽培杂交而产生的新变种和新变型的就更多了。

5. 地区用药，品种复杂　中药异物同名品的形成，原因多种多样，地区用药习惯不同是主要原因之一，必须指出其中有不少是错用误用，如贯众，全国各地异物同名品有 50 余种，但难以确定是否均有同样的疗效。因此，要采取澄清混乱的有力措施，可用之品，也要正名，以资与正品相区别。

6. 摆脱冒名，独立新品　古代上党人参为三桠五叶的五加科人参，后来山西上党人参挖绝，民以桔梗科党参充代，直至清代，党参才独立为新品种而收载于《本草从新》。中药银柴胡为石竹科植物，在古本草中原先依附于伞形科的柴胡，直至清代，才独立为新品种。

7. 寻找近缘优质品种　随着现代科学的发展，人们对植物分类学、动物分类学、植物化学、分析化学、药理学等学科的综合广泛应用，从亲缘相近的生物中寻找新的药源，是现代寻找新药的途径之一，而且通过成分分析和药理试验研究，还能对部分药材的质量优劣加以阐明。例如贝母、党参、柴胡、黄芪、乌头、丹参、芍药、瓜蒌、金银花、细辛等同属植物很多，通过调查研究，能开发利用一批新的药物资源。

药物之所以形成而被应用于医疗，其唯一的准则就在于它是否具有确切的疗效。对防治常见病、多发病和疑难病症疗效好的中药，不但会在漫长的岁月中不断的流传而被继承沿袭下来，而且人们对它的药性功能主治及其治病机理等认识还会不断加深和发展。所以历史悠久、久经考验而沿袭至今的常用中药必然是中药里的精华，因而是最有研究价值的中药。

历代本草随着时代的变迁，其所载药物品种在不断地发生变化。就药物种数而论，绝大多数药物因疗效确切而被沿袭应用，一部分品种被淘汰，有相当数量的新品种被增补进来，这是中药品种变迁和发展的必然趋势。历来中药品种一直经历着一个由少而多，由单一而复杂而混乱，然后加以研究澄清的过程。在确保疗效、澄清混乱的基础上，统一药名，划定使用品种范围和制定质量标准，是整顿中药、使品种质量趋于稳定和逐步发展提高的百年大计。

三、中药名称发展演化

中药名称与其他物品的名称一样，是伴随着文字的产生而产生的。先以形而名，或是参照象形而名。最早的诗歌总集《诗经》从文字描写出发，收载的药物多为植物药；《山海经》是我国最古老的地理书，载药则以动物为多；《五十二病方》所载药物基本的反映出先秦时期的用药状况，植物药为多，动物、矿物药次之。中药名称的产生和演变是文字发展到一定程度的结果。最早应为单字名，如芩、术、兰、艾、茶、杞、蒿等。随着物品名称的增多，本草名称复杂化也从单名发展为多字的复名，名称中或加以修饰性词语，能够从中体现出某些固有特征，以色泽为例如黄芩、白术、赤芍、紫草等，形声字在药物名称中应用的最多。

中药来源广泛，品种繁多，名称各异。为了便于检索、研究和运用中药，古今医药学家发明了多种分类法，据命名的方法和特点可大致将中药归类于以下 10 种：

1. 以自然形态命名　中药的原植物和生药形状，往往有其特殊之处。为便于记忆，常按其外部形态特征取名，如：人参乃状如人形，功参天地故名；金铃子（川楝子）形如小铃，熟则变黄，故有金铃子之称；罂粟壳、金樱子都是因其形状似罂（口小腹大的瓶子）而得名；乌头，因其块根形似乌鸦之头而命名；牛膝因其茎节膨大，酷似牛的膝关节而得名；白头翁的种子，瘦果聚成头状，先端有大量细长的白毛（宿存的丝状花柱），迎风吹拂，犹如白头老翁，因此得名；还有马兜铃、钩藤、马齿苋、鸡冠花等，此类名称的数量最多。

2. 以颜色命名　中药都具有各自独特的天然颜色，因而以药物颜色命名的中药也有很多，如：因其色白而命名的有白芷、白及、白术、白薇、白茅根、白矾、葱白、薤白等；因其色黄而定名的有黄芪、黄连、黄芩、黄柏、大黄等；因其色红而命名的红花、红豆蔻、丹参、赤芍、红枣、茜草、朱砂、血竭等；因其色青而定名的青黛、青皮、青蒿、大青叶、青果、青礞石等；因其黑色而定名的有玄参、黑豆、乌梅、牵牛花（黑丑）、黑芝麻等；因其色紫而定名的紫草、紫菀、紫苏叶、紫参、紫荆皮、紫菜、紫花地丁等；还有因其绿色而定名的有绿萼梅、绿豆等。此外，还有双色取名者，如金银花以银白色的花蕾入药，花蕾开放后变成金黄色，故又名金银花或二花。

3. 以气味命名　许多中药都有自己特有的气味，或者芬芳四溢，香气袭人；或者恶臭难闻，令人掩鼻。以特有的味道和气味特点命名，如五味子，因皮肉甘酸，核中辛苦，全果皆有咸味，五味俱全而得名；甘草以其味甘而得名；细辛以味辛而得名；白鲜则因其羊膻味而名；苦参以其味苦而得名；酸枣仁以其味酸而得名；此外还有麻黄、鱼腥草等。

4. 以入药部位命名　中药材来源广泛，包括了植物、动物、矿物等，植物、动物类药材，药用部位各不相同，以药用部位命名，是中药常用的命名方法之一，植物药有根茎叶花果实种子之别，动物也有皮肉骨内脏之异，故其入药部分可作命名之依据。如麻黄根、板蓝根、山豆奶葛根药用其根，苏叶、桑叶、荷叶、侧柏叶均用其叶，苏梗、荷梗、藿梗均用其茎梗，芦根、茅根用根茎入药，天仙藤、夜交藤、忍冬藤用其藤，莱菔子、白芥子、牛蒡子用子而名，金银花、旋覆花、菊花、金银花、鸡冠花、凤仙花、玫瑰花用其花而名之，枳实、芡实均用其果实，桑枝、桂枝等以植物的嫩枝入药。动物药中有刺猬皮、虎骨、龟甲、鳖甲、刺猬皮、鹿茸、熊胆、海狗肾、羚羊角，因药用部位而命名。

5. 以功效命名　即以特殊的功效而命名。如防风功能祛风息风，防风邪，主治风病；益母草功善活血调经，主治妇女血滞经闭、痛经、月经不调、产后瘀阻腹痛等，为妇科经产要药；续断行血脉，续筋骨，疗折伤；决明子、石决明则因其能明目而名；王不留行，活血通经，下乳消肿，性走而不住，有"虽有王命，不留其行"之说；远志因能"益智强志"而得其名；大黄又名将军，能推陈致新，是泻下药，因能"勘定祸乱，以致太平"得名；还有路路通、番泻叶、淫羊藿等。

6. 以产地命名　药材的生产具有一定的地域性，此类命名方法主要是就道地药材而言。比如秦艽，因产在古代秦国的地方而得名；党参，因产在上党地区而取名，秦代上党都，相当于现在山西省长治一带，因该地所产的药材质量好，疗效高，迄今这里仍然是党参的发祥地及主要产地；阿胶为山东东阿县阿井之水熬驴皮而制成；怀牛膝以河南怀庆产者佳；此外，还有川黄连、云苓、广陈皮等。也有为区分产地而冠以地名的，如南五味子和北五味子、中华五味子，怀牛膝和川牛膝等。从国外进口的多冠胡、海、番于前，如胡椒、海桐皮、番泻叶等。沙参因其宜种于沙地而得名；车前子则因常生长于道边、车辙间故名。还有水浮萍、泽兰、山楂、石菖蒲等。

7. 以季节命名　我国古代劳动人民在长期的生产实践中，非常注意各种植物的生长季节和生长特性，即以此命名。如半夏，李时珍曰："五月半夏生，盖当夏之半也，故名。"因为的它的块根在夏季之农历五月中旬采收而得名；夏枯草在农历夏至以后，它的花呈穗状，枯萎时可收而得名；冬虫夏草是指冬虫夏草菌寄生在蝙蝠蛾科昆虫蝙蝠幼虫的菌座，因夏天由越冬蛰土的虫体上生出子座形的草菌而得名；忍冬因其叶虽临寒冬也不凋零而得其名，为越冬之藤而得名，还有款冬花、霜桑叶、冬青等。

8. 依据传说和人名命名　以动植物或名医名人的传说为依据，能形象表示出某种药物的形态特征或一定功能，增强其传奇性和神秘性。如使君子相传是潘州郭使君疗小儿疳虫，常投此药获效；杜仲相传是因古代有一位叫杜仲的人，服食此药而得道，后人遂以杜仲而命名；牵牛子是因传说中有田野老人牵牛谢医而命名；曼陀罗，"道家传说北斗有陀罗星使者，手执此花，后人因以名之"。此类本草药名多为文人的构想、玄虚或夸张之作。

9. 因避讳而命名　在封建时代，为了避帝王的名讳，药物也因此改换名称。如山药原名薯蓣，至唐朝因避代宗（名预）讳改为"薯药"，至宋代又为了避英宗（名署）讳而改为山药。延胡索，始载《开宝本草》，原名玄胡索，简称玄胡，后因避宋真宗讳，改玄为延，称延胡索、延胡，至清代避康熙（玄烨）讳，又改玄为元，故又称元胡索、元胡。

10. 依据外来药和译音命名　在我国中药学发展过程中，随着中外文化交流的发展，外地和外国的一些药材，也不断传入中原，充实和丰富药物学的内容。如安息香、苏合香就是以古代安息国、苏合国的国名来命名。还有一些从外地输入的中药材，往往在它们名字前面加上一个"胡"或"番"字，说明并非本土出产的药材，如胡桃、胡麻、胡椒、胡黄连、番红花、番石榴、番泻叶等。

第四节　中药的采集

药材的采集不是简单的劳动，而是关系着药材质量、疗效的技术性劳动。合理采集对保证药材质量、医疗效果，以及扩大药源和保护资源十分重要。不合理的采集，不仅会给采药、种药者带来很大的损失，使劳动所得成为劣质药材，甚至是不堪入药的废品。因此，采收药材必须掌握它们的采收期、收获年限等。采收野生药材还须掌握它们的生长环境和植物的形态特征等。

一、中药采收时节

药材的采收时节，是指它在一年中收获的具体时间。我国农村习惯以二十四节气作为采收的具体日期，因为只按春、夏、秋、冬来确定采收期时限太长，无法保证药材质量，因此，通常按月、旬来确定采收期。由于各地气候、环境、栽培技术等有差异，不同种的药用植物的采收期也不一致，同种的药用植物在不同地区的采收期也很难一致。中药采收有很强的季节性，俗话说"当季是药，过季是草""三月茵陈四月蒿，五月采来当柴烧"，说明中药材的采收季节是有严格限制的。因此做到适时和合理采收中药材是关系中药品种优劣、有效成分含量的高低以及保护和扩大新药源的关键。合理采收中药材，不但与采收时期有关，而且与药用植物的种类、供药用的部位以及有效成分含量的变化等亦有密切的关系。确定药材的采收期主要依据是药用部位的成熟程度和适收标志，尤其是要将有效成分的积累动态与植株生长发育期结合起来考虑，也就是质量与产量综合考虑，确定最佳采收期。药用植物的有效成分含量与产量在植株生长发育期间都有显著的高峰期，有些药材两个高峰期是一致的，有些药材两个高峰并不一致，两个高峰期不一致时，必须以有效成分积累的高峰期为主要依据来确定采收期，才能有效地保证药材的质量，同时也要考虑产量因素。历代中医药学家都十分重视中药的采收时节，陶弘景谓："其根物多以二月八月采者，谓春初津润始萌，未充枝叶，势力淳浓也。至秋枝叶干枯，津润归流于下也。大抵春宁宜早，秋宁宜晚，花、实、茎、叶各随其成熟尔。"李杲谓："凡诸草、木、昆虫，产之有地；根、叶、花、实，采之有时。失其地，则性味少异；失其时，则气味不全。"这些宝贵经验，已被长期的实践证实。因此，掌握好中药的采收时节，可有效提高中药有效成分的含量，进而提高中药材的质量。

1. 根及根茎类药材　一般在秋冬季节植地上部分将枯萎时及春初发芽前或刚露苗时采收，此时根及根茎中贮藏的营养物质最为丰富，通常有效成分的含量也比较高，如党参、怀牛膝、大黄等。但有些中药由于植株枯萎时间较早，则应在夏季采收，如浙贝母、半夏等。有的根类药材必须在抽薹开花前采收，如当归、白芷、川芎、峨参等。因为抽薹开花消耗大量营养物质，根及地下茎的组织木质化，质地松泡，品质变劣，甚至不能入药。

2. 叶类药材　多在植物光合作用旺盛期、开花前或果实未成熟前采收。此时叶色深绿，叶体肥大，叶片已不再增大，有效成分含量和产量均较高。花期前，叶片还在继续生长，积累的有效成分较低，产量也较低。花期后，叶片生长停滞，质地变硬脆、苍老，有效成分含量下降，产量也随之下降。少数常绿木本以叶入药的，如侧柏叶、枇杷叶等，则一年四季都可以采收，而番泻叶需采嫩叶，霜桑叶则应经霜后采收。

3. 花类药材　花类药材的采收期一般在花蕾期、花初放期及花盛开期，任何一种花类药材一般不宜在花完全盛开后采收，开放过久几近衰败的花朵，不仅能影响药材的颜色、气味，而且有效成分的含量也会显著减少。在花含欲放时采收的如金银花、辛夷等。在花盛开时采收的如菊花、旋覆花等。红花则要求花冠由黄变红时采摘，一般在早上趁露采收。有些不宜迟收如蒲黄、松花粉等，过期则花粉会自然脱落，影响产量。

4. 果实类药材　果实类药材有干果和肉果，它们的适收标志不同。一般多在果实自然成熟或将近成熟时采收，如瓜蒌、栀子、山楂等；有的在成熟经霜后采摘为佳，如山茱萸经霜变红时，川楝子经霜变黄时；有的采收未成熟的幼果，如枳实、青皮等。如果实成熟期不一致，要随熟随采。干果类药材一般宜在果实体积停止增大，果壳变硬，完全褪绿，呈固有色泽时采收。特别是肉果类药材，植物种类或药用要求不同采收期也各不相同。具体采收季节则依其成熟期来确定，大多数在7~10月采收。肉果类药材应根据药用要求确定采收期。以幼果入药的，多在5~7月果实幼小时采收，如枳实、乌梅。以绿果入药的，多在7~9月，果实体积不再增大，果实浓绿或开始褪绿时（即绿熟期）采收，如枳壳、香橼、佛手、瓜蒌、木瓜等。以完熟果实入药的宜在果实完全成熟，呈红色、橙红色等色泽时采收，一般多在秋季或冬季，如枸杞子、山茱萸、五味子、橘（陈皮）、枣等。

5. 种子类药材　一般在种子完全成熟，果皮褪绿时采收。这时种子中的干物质已停止积累，达到一定的硬度，并呈现固有色泽。成熟过程中，种子与果实是各类有机物质综合作用最旺盛的部位，营养物质不断从植物体其他组织输送到种子和果实中。所以完熟期采收的种子，有效成分的含量、药材产量与加工折干率都较高。此外，种子类药材的采收期还与播种期、气候、地势品种等因素有关。一般一年生春播的多在8~9月采收，夏播的多在 9 ～ 10 月采收；两年生秋播的多在次年的 5 ～ 7 月采收；多年生的多在 8 月以后采收。

6. 皮类药材　一般在春末夏初采收，此时树皮养分及液汁增多，皮部和木部容易剥离，伤口较易愈合，如黄柏、厚朴等；少数皮类药材于秋、冬两季采取，如川楝皮、肉桂等，此时有效成分含量较高。而根皮通常在秋后挖根后剥取，因秋后植物的养分多贮存于根部，有效成分充足，如桑皮等；或趁鲜抽去木心，如牡丹皮、五加皮等。此类药材多为木本植物，采收时还应考虑树龄、皮的厚度是否符合药用要求。树龄小、皮过薄者不宜采收，既不符合药用要求，又破坏了药材资源。生长在热带和南亚热带的皮类药材，年生长周期长，几乎没有休眠期，因此一年四季均可以采剥。

7. 全草类药材　通常在植株充分成长、茎叶茂盛的花前盛叶期或花期采收，此时有效成分含量最高。因此，这类药材多数在夏季或秋季采收。夏季采收多在 6 ～ 7 月，如薄荷、广藿香、辽细辛、荆芥（秋播）等。秋季采收的多在 8 ～ 9 月，如紫苏、荆芥（春播）、穿心莲、柴胡（四川用全草）等。南方植物生长期长，一些全草多在秋末、冬初采收，如穿心莲、石斛、灵香草等。一些用嫩苗供药用的如茵陈、白头翁等，则须在幼苗期采收，现蕾前采收就成为废品或次品。全草类中药采收时大多割取地上部分，少数连根挖取，全株药用，如细辛、蒲公英等。

二、常见中药药用部位的采集

采药要根据不同的药用部分（如植物的根、茎、叶、花、果实、种子或全草都有一定的生长成熟时期，动物亦有一定的捕捉与加工时期），有计划地来进行采制和贮藏，这样才能得到较高的产量和品质较好的药物，以保证药物的供应和疗效。除某些药物所含的有效成分在采制和贮藏方面有特殊的要求外，一般植物类的药物的采收原则如下：

1. 全草、茎枝及叶类药物　大多在夏秋季节植株充分成长、茎叶茂盛或开花时期采集，但有些植物的叶亦有在秋冬时采收的。多年生草本常割取地上部分，如益母草、薄荷等；一些茎较柔弱的植物及必须带根用的药物，如垂盆草、紫花地丁等。

2. 根和根茎类药物　一般是在秋季植物地上部分开始枯萎或早春植物抽苗时采集，这时植物的养分多贮藏在根或根茎部，所采的药物产量高，质量好。但也有些根及根茎如太子参、半夏、延胡索等则在夏天采收。多数的根及根茎类药物需生长一年或两年以上才能采收供药用。

3. 花类药物　多在花蕾期或初开期采集，以免香味失散、花瓣散落，影响质量，如金银花、月季花等。由于植物的花期一般很短，有的要分次及时采集，如红花要采花冠由黄变红的花瓣，花粉粒需盛开时采收，如松花粉、蒲黄等。采花最好在晴天早晨，以便采后迅速晾晒干燥。

4. 果实类药物　除少数采用未成熟果实如青皮、桑槐等外，一般应在果实成熟时采集。

5. 种子类药物　通常在完全成熟后采集。有些种子成熟后容易散落，如牵牛子、急性子（凤仙花子）等，则在果实成熟而未开裂时采集。有些既用全草、又用种子的药物，则可在种子成熟时，割取全草，将种子打下后分别晒干贮藏，如车前子、紫苏子等。

6. 树皮和根皮类药物　通常是在春夏间剥取，这时正值植物生长旺盛期，浆液较多，容易剥离。剥树皮时应注意不能将树干整个一圈剥下，以免影响树干的输导系统，造成树木的死亡。

7. 动物类药物　一般潜藏在地下的小动物，宜在夏秋季捕捉，如蚯蚓、蟋蟀等；大动物虽然四季皆可捕捉，但一般宜在秋冬季猎取，不过鹿茸必须在雄鹿幼角末角化时采取。

此外，在采收药物时还须要注意天气变化，如阴雨时采集，往往不能及时干燥，以致腐烂变质。在采集药物时，应该重视保护药源，既要考虑当前的需要，又要考虑长远的利益。因此，还须要注意下列几点：

（1）留根保种。有些多年生植物，地上部分可以代根用的，尽量不要连根拔；必须用根或根茎的，应该注意留种。有些雌雄异株的植物如瓜蒌，在挖掘天花粉时，一般只应挖取雄株的块根。用全草的一年生植物，大量采集时应留下一些茁壮的植株，以备留种繁殖。用叶的药物不要把全株叶子一次采光，应尽量摘取密集部分，以免影响植物的生长。

（2）充分利用。根、茎、叶、花都可入药的多年生植物，应多考虑用地上部分和产量较多的部分。此外，可结合环境卫生大扫除、垦地填洪和伐木修枝，随时注意将可作药用的树皮、根皮、全草等收集起来，认真地加以整理，以供药用。

（3）适当种植。根据实际需要，对于本地难以采集或野生较少的品种，可以适当地进行引种繁殖，以便采用。

第五节　中药的炮制与加工

一、中药炮制的发展演化

中药炮制是随着中药的发现和应用而产生的，其历史可追溯到原始社会。炮制是中药制药的传统术语。古代亦称"炮炙"。《说文》"炮，毛炙肉也""炙，炮肉也，从肉在火上"。由此可知，药物"炮炙"这一名称，是源于古代的熟食加工，但炮炙只意味着用火的加工处理，不能概括除火制以外的多种加工方法，因此以后又有修治、修事等名称。为了更确切地反映整个中药的加工技术，现都称为"中药炮制"。"火"是被人类第一个征服的自然力，由于火的发现，使人类变生食为熟食，并逐渐把熟食的方法"炮、炙"，应用于药物，从而形成了中药炮制的雏形。"炮"代表各种与火有关的加工处理技术，而"制"则代表各种更广泛的加工处理方法。

中药必须经过炮制之后制成饮片才能入药，这是中医用药的一大特色。中药炮制，是根据中医药理论，依照辨证施治用药的需要和药物自身性质，以及调剂、制剂的不同要求所采取的一项制药技术。它是历代医药学家在长期用药与实践中的经验积累和总结，对保证临床用药安全、提高疗效发挥重大作用，是中药在应用过程中不可缺少的重要环节。

古代人类在采集到药物，最初只是采取洗净、劈破、锉碎等简单的加工处理，这些加工处理是中药炮制的萌芽。

在我国，酒的起源很早，据考证天然发酵的酒在旧石器时代晚期已被发现，新石器时代则已有用谷物酿制的酒。商周时代，酒已广泛应用。从殷墟出土的甲骨文中，除可看到"酒"的记载外，还有用"鬯"祭祀祖先的卜辞。《说文》称："以秬酿郁草芬芳，攸服以降神也。""鬯"是"以秬（黑黍）酿郁草（郁金香草）"而成的芳香性药酒并供祭祀之用，说明商代的酿酒技术已达到一定水平，并正式出现了药酒。酒的发明，不仅丰富了人们的生活，并以其有治病作用而应用于医药领域，也为药物辅料制法创造了条件，充实了中药炮制法的内容。另相传伊尹长于烹调，精于药性，著有《伊尹汤液经》，对于汤剂的应用起到了促进作用。《黄帝内经》中"汤液醪醴论"即讨论用汤液和药酒治疗疾病，并说明其作用为"邪气至时，服之万全"。可见汤剂和酒剂很早就被应用，并认为疗效安全可靠。当时在人们尚未能系统地认识药物的炮制之前，中药炮制实际上早已存在而被运用了。

春秋战国时期，在此以前治病基本上以"汤液""醪醐"为仁，皆属食物，作用和平。如在《灵枢·邪客》上有半夏秫米汤，半夏有毒，方中规定用"治半夏""治"即修治过的。半夏与秫米共煎汤，这是食物与有毒之药并用。另记载的"燔治左角发"，即今之血余炭。从"治半夏"和血余炭的应用，说明已开始有了中药炮制，但具体的炮制技术尚处于萌芽时期。

秦汉三国时代，我国第一部中药专著《神农本草经》问世。序录中提出："……有毒宜制，可用相畏、相杀者不尔勿合用也。"说明有毒的药物可以采用与之相拮抗的药物来炮制以制其毒。当时名医张仲景也认为："药物……生熟有定，或须皮去肉，或须根去茎，又须花须实，依方拣采，治削极令净洁。"可见，在当时人们对炮制目的和意义已有一定认识，炮制方法也已有所发展。东汉末年，名医张仲景在其所著《金匮玉函经》的"证治总论"中提出：各种药物"有须烧炼炮炙，生熟有定……又或须皮去肉，或去皮须肉，或须根去茎，又须花去实，依方拣制治削，极令净洁"的论述；并在"方药炮制"篇中简述某些常用药物的炮制方法，如"半夏汤洗十数度，令水清滑尽，洗不熟有毒也""木芍药去皮。大枣擘去核""麻黄折之，先煮数沸，生则令人烦，汗出不可止"等，提示了炮制具有纯净药物、去毒、减低副反应等内涵。在《伤寒论》与《金匮要略》中，凡方剂内需要炮制的药物，均在药名下加以"脚注"，如甘草炙、大黄去皮、厚朴姜炙、枳实水浸去穰炒等，其使用的炮制方法，已发展至20余种。对有毒药物的炮制方法，记载尤较具体，如附子炮去皮，破八片；巴豆去皮心，熬黑，研如脂等。《金匮要略》中，还提出了炒炭药物"烧存性"的要求，如王不留行散中的王不留行、蒴藋和桑根皮。此时，汉代的炮制方法已趋成熟。晋代《肘后备急方》中记载着用大豆汁、甘草、生姜等解乌头、半夏、芫花等药的毒性，为后世开创了以药汁来制伏毒性的先河。及至南北朝刘宋时代，我国第一部炮制专著《雷公炮炙论》问世。

作者雷敩总结了刘宋以前的炮制技术并有所发展。该书记载的炮制方法有蒸、煮、燀、炒、焙、炙、炮、煅、飞、露等。其中蒸分清蒸、酒浸蒸。煮分为盐水煮、乌豆汁煮；炙分蜜炙、酥蜜炙、猪脂炙、药汁炙等；浸有盐水浸、蜜水浸、米泔水浸、浆水浸、药汁浸、酒浸、醋浸等，内容十分丰富，可惜本书不久即亡佚，但其内容大部分被后世各家本草收载，尤其是《证类本草》。因此，本书对后世中药炮制的发展影响极大，为中药炮制的形成奠定了基础。

南北朝刘宋时代雷敩所著《雷公炮炙论》，是我国医学史上最早的炮制专著，它系统地总结了5世纪以前的药物采制和炮制方法，所载炮制内容除了一般净制、切制外，主要有蒸、煮、烙、炙、炮、煅、浸、飞等法。其中应用辅料的内容更为丰富，如蒸有清蒸、酒蒸、姜汁拌蒸、蜜拌蒸、生地黄汁拌蒸等；煮有盐汤煮、姜汁煮、醋煮等；炙有蜜炙、酥炙、姜汁炙等；浸渍用的辅料则有酒、醋、甘草水、米泔水、黑豆水、竹沥、牛乳、蜜水、童便等多种。该书所载炮制法，有的已有相当水平，如巴豆的炮制，雷敩曰："凡修事巴豆，敲碎，以麻油并酒等可煮巴豆了，研膏后用。"巴豆为剧毒药，经过上述处理后，则部分巴豆油溶于麻油中，减轻了巴豆的烈性，同时可使巴豆中具有溶血作用和引起组织坏死的毒性蛋白质——巴豆毒素变性而减毒。

梁代陶弘景编撰《本草经集注》，集《神农本草经》《名医别录》药物730种，载有炮制的药物不多，但在陶弘景的注文中，对某些药物的炮制方法，则有较详细的记述，如其注天门冬云："虽曝干，犹脂润难捣。必须薄切曝于日中或火烘之。"大豆黄卷："以大豆为蘖，芽生，便干之，名为黄卷，用之点熬。"又如芒硝的炼制云："炼之以朴硝作芒硝者，但以暖汤淋朴硝取汁，清澄，煮之减半，出着木盆中，经宿即成，状如白石英。"则尤为细致。此外，在该书序录中，还列有"合药分剂料理法则"，较具体地阐述了药物在各种制剂中的炮制要求，如"凡汤酒膏中用诸石，皆细捣之如粟米""凡汤酒丸散膏中用半夏，皆宜完用，热汤洗去上滑，以手捼之，皮释，随剥去，更复洗令滑尽，不尔戟人咽喉""凡丸散中用阿胶，炙至通体沸起，燥乃可捣，有不沸处，更炙之"，以及牡丹、巴戟天、远志"搥破去心"，黄连"除根毛"，犀角、羚羊角"皆镑刮作屑"等。唐代医药学家孙思邈在其《备急千金要方》中专列"合和篇"，即仿陶弘景"合药分剂料理法则"而有所增减。这种把炮制方法结合制剂进行系统概括的形式，对后世成药使用炮制具有一定的影响。

唐代对中药炮制的方法作了比较系统的整理，"以法统药"是当时炮制方法系统化的标志。唐代《新修本草》收载了很多炮制方法，如煨、燀、作豉、作大豆黄卷等，该书对金石类药物的炮制较为丰富。由于唐王朝曾明令颁布《新修本草》，因此可以说它是我国第一部国家药典，也是世界上最早的一部药典。这一时期在炮制方法上有复制法、水飞法、精制法、麸炒法、酒淬和醋煅淬等法的创新。自秦汉至唐代，在炮制技术上已逐渐趋于完备，是炮制史上的基本形成时期。

中药炮制在宋代发展较快，在这以前炮制称为"炮炙"，到了宋代，国家开办了官药局，进行熟药官卖，大力提倡成药制备，所以沿用"炮炙"二字反映制药技术显得局限，乃创用"炮制"一词，体现了在炮制技术上的进一步发展。1116年，宋代唐慎微的《经史证类备用本草》出版，它辑录了《雷公炮炙论》的大部分内容，才不致《雷公炮炙论》因散失而湮没。宋政府颁行的《太平惠民和剂局方》，设有专章讨论炮制技术，提出对药物要"依法炮制""修制合度"，该书记述了当时通用药物 185 种的炮制加工技术，内容具体而切合实用，例如磁石、禹余粮、代赭石等用火煅、醋淬、捣碎、水飞；肉豆蔻用面裹于煻灰中炮熟；巴豆去壳并心膜，捣烂、去油、取霜等。其中所载炮制技术，带有法定性质的制药规范。现代使用的炮制法中，仍有不少与该书所记述的相似。

金元时代，药物炮制逐渐上升至理论阶段。如李杲在其《用药心法》中，阐述了药物炮制作用的原理"黄芩、黄连、黄柏、知母，病在头面及手梢皮肤者，须用酒炒之，借酒力以上腾也""黄柏、知母，下部药也，久弱之人，须合用之者，酒浸曝干，恐寒伤胃气也；熟地黄酒洗亦然；当归酒浸曝，发散之意也""大凡生升熟降，大黄须煨，恐寒则损胃气。至于川乌、附子须炮，以制毒也"，元代王好古在《汤液本草》中也有相似的理论。又如葛可久的《十药神书》首先提出"血见黑则止"的理论，运用炭药以止血，其所制"十灰散"即由大黄、大蓟、小蓟、牡丹皮等十种炭药组成，是治疗血证的名方，至今仍为临床所常用。

中药炮制发展至明代，内容更为丰富，炮制方法和理论，都有进一步的充实和提高。如陈嘉谟所辑《本草蒙筌》中对炮制方法作了较系统的概括，指出："凡药制造，贵在适中，不及则功效难求，太过则气味反失。火制四：有煅，有炮，有炙，有炒之不同；水制三：或渍，或泡，或洗之弗等；水火共制造者，若蒸若煮而有二焉。余外制虽多端，总不离此二者。"并认为："酒制升提，姜制发散，入盐走肾脏，仍仗软坚；用醋注肝经，且资住痛。童便制，除劣性降下；米泔制，去燥性和中。乳制滋润回枯，助生阴血；蜜制甘缓难化，增益元阳。陈壁土制，窃真气骤补中焦；麦麸皮制，抑酷性勿伤上膈。乌豆汤、甘草汤渍曝，并解毒致令平和；羊酥油、猪脂油涂烧，咸渗骨容易脆断。有剜去瓢免胀，有抽去心除烦。"对炮制的理论也进行了归纳。此外，在炮制技术方面特别值得提出的是该书所载"百药煎"的制备方法，实际上就是没食子酸的制法，比瑞典药学家舍勒制备没食子酸要早 200 多年。李时珍的《本草纲目》是明代药学巨著，在药物条目中，列有"修治"专项，收录前人炮制资料、当代炮制技术及李时珍自己的经验和见解。在具有炮制内容的 330 味药物中，由李时珍增补的炮制内容就有140 余条，所述净制、切制以及以改变药性和适应调剂、制剂等为目的的各种炮制方法近 70 种，其中大多仍为现今炮制生产所沿用。在炮制与药物作用关系的论述方面，则较之前人更为详细。如香附子："生则上行胸膈，外达皮肤；熟则下走肝肾，外彻腰足。炒黑则止血，得童便浸炒则入血分而补虚，盐水浸炒则入血分而润燥。青盐炒则补肾气，酒浸炒则行经络。"又如黄连："入手少阴心经，为治火之主药。治本经火则生用之，治肝胆之实火则以猪胆汁浸炒，治肝胆之虚火则以醋浸炒；治上焦之火则以姜汁炒，治下焦之火则以盐水或朴消研细调水和炒……诸法不独为之引导，盖辛热能制其苦寒，咸寒能制其燥性，在用者详酌之。"李时珍还对前人不恰当的炮制法，提出了自己的看法，指出《雷公炮炙论》中制大戟用海芋叶拌蒸，《新修本草》苏敬记载银屑用水银，盐硝合制，均为不当，因海芋叶、水银都有毒，故不可使用。在柏实（柏子仁）条，雷敩云："先用酒浸晒干，再用黄精汁同煮至干。"李时珍认为这是服食家所用的方法，不切实用，提出只需蒸熟，曝裂，舂簸取仁，即可入药。缪希雍所撰的《炮炙大法》是明代较有价值的一部炮制专著，该书记述了439种药物的炮制操作技术及成品贮藏方法，并将前人的炮制方法归纳为"炮、爁、煿、炙、煨、炒、煅、炼、制、度、飞、伏、镑、摋、曝、露"17种，称为"雷公炮炙十七法"。所载各药炮制方法，在继承的基础上有所改进和补充，正如他在序言中所载："检目前尝用诸药品，悉按雷公炮炙法，去其迂阔难遵者而裁以已法，其无雷公者则自为阐发，以益前人所未逮。"该书内容简明扼要，实用性较强，是中药炮制的重要参考资料。从宋、金、元至明代，约经600年，炮制品不断创新，实践上升到理论，形成了炮制的传统经验方法，这一时期是炮制发展史上的发展时期。

清代基本上沿用明代的炮制方法，炮制专著有张仲岩的《修事指南》，该书收载232种药物的炮制法，内容大多录自《证类本草》和《本草纲目》。在炮制理论方面，承袭《本草蒙筌》而有所增补，如"煅者去坚性，煨者去燥性，制者取中和之性，炒者取芳香之性""吴茱萸汁制抑苦寒而扶胃气，猪胆汁制泻胆火而达木郁，牛胆汁制去燥烈而清润，秋石制抑阳而养阴，枸杞汤制阴而养阳"等。可惜全书内容都是总结前人经验，无作者本人的发挥，但此书条目清楚醒目，至今仍是一本有参考价值的书。赵学敏的《本草纲目拾遗》，是清代颇有影响的本草著作，在炮制方面，除一般方法外，制炭的药物较多，尤其在其所编的《串雅内篇》《串雅外篇》中，记载了铃医用药物制备和复制的大法，很具特色。如治疗虚损的坎离丸中，所用熟地黄，分2份，分别同砂仁、茯苓用酒煮干，然后去砂仁、茯苓，用地黄；黄柏、知母，各分为4份，分别用盐水、酒、人乳、蜂蜜浸渍后晒干炒用。又如治疗大麻风时，用活的穿山甲，灌桐油和雄黄、没药、黄柏等粉末，用火炙酥研末，用生漆遍涂穿山甲，炙灰研粉的制法，此更为特殊。

鸦片战争后，清皇朝处于崩溃状态，及至民国，中医中药受到种种歧视，国民党政府甚至发布"废止旧医以扫除医事卫生之障碍案"的条令，虽然由于广大人民和全国中医界的反对而未能实施，但中医中药却在打击之下处于奄奄一息的境地。中药炮制的经验仅仅依靠各地老药工的口传心授才得以保留下来，该时期为炮制发展史上的停滞时期。

中华人民共和国成立后，在党的中医政策推动下，有计划地开展了对中药炮制的系统整理与研究工作。在继承方面，全国各省市都进行了炮制经验的整理工作，全国各地相继出版了地方性的《中药炮制规范》，北京先后出版《中药炮制经验介绍》《中药炮制经验集成》和《历代中药炮制资料辑要》等炮制专著，同时自《中国药典》（1963年版）开始，也收载了炮制内容，制定了"中药炮制通则"，并相继出版了一些炮制专著，编写了全国高等医药院校《中药炮制学》统一试用教材，为继承和发扬中药炮制奠定了基础。在科研方面，建立了炮制研究机构，并已形成专业科研队伍，从事于中药炮制的发掘与研究，已取得了可喜的进展。在生产方面，各地先后建立和改造了不同规模的中药饮片厂，依据国家药典和地方规范进行饮片的切制和炮制，使药品质量逐渐提高。

二、中药炮制的目的

中药炮制是随着中药的发现和应用而产生的，有了中药就有了中药的炮制，已有几千年历史。中药材在投入临床使用前就必须在中医药理论的指导下经过炮制成饮片后才能入药，这就是中医临床用药的特点，也是中医药学的特色。随着现代科学技术的发展，中药炮制也在不断摸索中前进。中药炮制与中药的临床疗效密切相关，中药炮制的方法很多，在《五十二病方》中就记载了"净制、切制、水制、火制、水火共制"等炮制内容。炮制对中药药性的改变有很大的作用，炮制前后药材成分、质和量都会有所改变，从而药理作用和临床疗效也会不同，所以临床用药，必须炮制。中药炮制的目的是多方面的，往往一种炮制方法具有多种目的，炮制一种药物，同时有几个方面的作用，这些虽有主次之分，但彼此之间又有密切的关系。中药炮制的目的可归纳为下列几个方面：

1. 提高临床疗效　通过炮制以提高药物疗效，是炮制的基本目的。中药主要是以饮片入药的，药效成分能否较好地从药材组织细胞内溶解、释放出来，直接关系到药效成分的生物利用度。许多炮制品药效成分的溶出率往往高于生品，这与药材受到各种形式（炒、蒸、煮、煅等）的热处理，使药材细胞组织发生物理变化，以及辅料的助溶、脱吸附，使难溶于水的成分转化等有关。因此，药材炮制后用于汤剂，可增强成分的溶出；用于丸散等成药，内服后可以加速药效成分在体内的释放，有利于胃与小肠的吸收，增强成分的生物利用度，从而充分发挥药效。如延胡索醋制后使生物碱生成盐，易溶于水，提高了煎出率，增强行气止痛的作用；黄连炮制后小檗碱在水中的溶出率也大大提高，从而增强了临床疗效；又如决明子、白芥子、酸枣仁、牵牛子等种子类药物，须炒至种皮爆裂，则有效成分易于煎出。

中药炮制所用辅料主要有液体辅料和固体辅料两大类。加辅料炮制的目的各异，主要能增强药物的作用，提高临床疗效。许多辅料本身就是药物，具有重要的医疗作用，且与炮制药物的某些作用之间，存在着协同配伍关系。如蜜炙百部、紫菀，能增强润肺止咳作用；酒炒川芎丹参，能增强活血作用，醋制延胡索、香附，能增强止痛作用；姜汁炙可加强止呕作用，如姜川连、姜竹茹。不加辅料的其他炮制方法，也能增强药物的作用，如明矾煅为枯矾，可增强燥湿收敛作用；槐花炒炭，能增强止血作用。

2. 降低或消除药物的毒性和副反应　毒性药是中药的重要组成部分，这类药虽然有较好的疗效，影响临床用药安全，因此，除通过配伍和控制用量外，更须采取炮制方法以降低其毒性和副反应。自古以来历代医家对毒性中药的炮制就很有讲究，大多都有较固定的炮制方法来炮制毒性中药，使其降低毒性。如草乌生者有大毒，须经浸、漂、蒸、煮或加辅料蒸、煮等法炮制后，其中毒性强的双酯型生物碱乌头碱被水解成毒性轻微的苯甲酰乌头胺和乌头胺，大大减轻乌头的毒性和副反应，其水解产物则具有解热、镇痛、镇静等作用，对风湿痹痛、麻木不仁、心腹冷痛等症有显著疗效；生马钱子用砂烫以后毒性降低，质地酥脆，易粉碎，也可供内服；有些含有毒性蛋白质的药物，如蓖麻子、苍耳子、相思子等，通过加热处理后可使蛋白质变性而降低毒性。这类毒性药物经过炮制后既降低了毒性，又保证了临床疗效。

有些中药材可以通过炮制降低或消除药物的副作用。如生柏子仁服用后病人易引起呕吐和腹泻，若去油制成霜后使用，可消除呕吐和润肠致泻的副作用；鹅不食草生用对胃有刺激性，若炒制或蜜制后，可减少副作用。再如张仲景提出，麻黄生用"令人烦，汗出不可止"，用时要"先煮数沸"，以防止心烦及汗出过多。《日华子本草》记载："干漆入药须捣碎炒熟，不尔损人肠胃。"因干漆有毒性和刺激性，炒过或煅过后可使毒性和刺激性降低，而不致损伤肠胃。再如半夏为止咳、祛痰、镇吐药，特别是治疗神经性呕吐、妊娠呕吐等疗效显著，但生用则"戟人咽喉"，反能"令人吐"，传统方法用石灰、明矾、生姜炮制，可消除其刺激咽喉和引起呕吐的副反应，并能加强祛痰、止呕的功效。

3. 缓和或改变药性　中药性能主要以寒、热、温、凉和酸、苦、甘、辛、咸表示。药物防病治病的基本作用不外是祛邪去因，扶正固本，协调脏腑经络机能，从而达到纠正阴阳偏盛偏衰，使机体达到阴平阳秘的正常状态。但性味的偏盛偏衰会给病人带来副作用，如过苦伤胃、过甘生湿、过咸生痰、过辛耗气、过热伤阴等。因此，使用这类药物时，尚须考虑患者体质，除适当配伍外，通过炮制可以缓和或改变药物的性能，从而防止副反应的发生。如生地黄本为甘苦寒之品，长于清热凉血，有损伤胃气之弊，经入黄酒反复蒸晒后而为熟地黄，其药性微温而以补血见长，适宜于血虚证；生栀子的苦寒之性较强，经过清炒后，能降低苦寒之性，以免伤中，即所谓"以热制寒"，纠正了药物的偏性，这也是中医治则中"寒者热之，热者寒之"的运用；吴茱萸，其性味辛热燥烈，宜于里寒之证，若以黄连水拌炒，或甘草水浸泡，去其温烈之性，对于肝火犯胃之呕吐腹痛，亦常用之；麻黄生用有较强的发汗解表作用，蜜炙后其辛温发汗之性大大减弱，而止咳平喘成为主要作用；甘草生者甘凉，功能泻火解毒，清肺化痰；炮炙后则性变甘温，功专补脾益气，缓急止痛；何首乌生用能泻下通便，制熟后则失去泻下作用而专补肝肾等。

4. 改变或增强药物作用的趋向　药物作用趋向，即指药物"升降浮沉"的性能。性升者上行，具有升提作用；性降者下降，具有降逆作用；性浮者行表，具有外散作用；性沉者入里，具有泄利作用。但为了达到临床所需治疗目的，这些作用可通过炮制而使之改变，如大黄苦寒，其性沉而不浮，其用走而不守，酒制后能引药性上行先升后降，在上焦产生清降热邪的作用，治疗上焦实热引起的牙痛等症。李杲认为大黄苦峻下走，治下焦疾病必生用，"若邪气在上，非酒不至，必用酒浸引上至高之分，驱热而下，若用生品则遗至高之邪热，病愈后或目赤，或喉痹，或头肿，或膈上热疾生"。黄柏，气薄味厚，主降，生品多用于下焦湿热，酒制后借酒的引导作用转降为升，以清上焦之热，如上清丸中即用酒制黄柏。莱菔子辛甘平，偏温，其性升浮，但为种子，质重，亦能沉降，古人认为该药能升能降，生品偏升，用于涌吐风痰；炒后偏降，用于降气化痰，消食除胀。

5. 增强药物对某一部位的作用　药物作用部位常以经络脏腑来表示，也就是药物的归经。所谓某药归某经，即表示该药对某些脏腑和经络有明显的治疗用。但在临床实践中患者通常并非多个部位发生病变，使得临床使用药物时可能会导致药物作用分散，为了使药物集中在某部位发生作用，也常需要对药物进行炮制。如益智仁盐制后入肾经，增强温肾纳气、固涩的作用；柴胡、香附经醋制后可助药入肝经，增强疏肝止痛的作用；小茴香、橘核等用于治疗肾经疾病，经过盐制后，可增强其归肾经的作用，从而提高疗效。

6. 便于调剂和制剂　大多数中药材来源于植物，有的可以直接入药，有的必须经切制成丝、段、片、块等才便于调剂时分剂量，同时也利于有效成分的煎出，如大黄、山药、黄芪、桑枝等切片，枇杷叶、杜仲、黄柏、荷叶等切丝。有时中药材经过切制改变性状后又可能突出鉴别特征，如甘草断面的"菊花心"，商陆断面的"罗盘纹"等。部分质地坚硬的矿物类、化石类、甲壳类等药材不易粉碎，不便于制剂和调剂，煎煮时有效成分不利于溶出，因此必须经过炮制高温处理，使质地酥脆易于粉碎，便于制剂，成药则内服易被吸收，煎剂则可增加其成分的溶出度，充分发挥其作用。通常坚硬的动物药和植物药多用烫制法，如砂烫醋淬穿山甲、龟甲、鳖甲，蛤粉烫阿胶，以及砂烫马钱子等；矿石类药物多用煅法，如煅代赭石、寒水石，煅淬自然铜、磁石及绛矾等。

7. 保证药物净度，利于贮藏　中药在采收运输、保管过程中常混有泥沙杂质、霉败品和残留的非药用部位等，并有药用部位和非药用部位之分。因此，必须进行严格的分离并除去非药用部位，使其达到所规定的净度，以保证临床用药的洁净和剂量的准确。宋代《证类本草》中描述人参时就有"采根用时，去其芦头，不去者吐人，慎之"，明代张浩《仁术便临览》云："去芦，芦与参相反，吐药中有用芦者。"清代《修事指南》总结为"去芦者免吐"，至今一直沿用。一般根和根茎类药物的芦头（残茎）、皮类药物的粗皮（栓皮）、动物类药物的头足翅等常应除净。有些药物不同的药用部分有不同的功效，如麻黄茎发汗，根止汗，临床使用时必须分开。有些中药材由于自身性质的特殊性，必须经过炮制后才能保存药效或利于贮存。如桑螵蛸内有虫卵，生品蒸制后虫卵被杀死，避免贮存过程中因虫卵孵化而失效；黄芩经蒸制后破坏酶类，保存甙类有效成分而利于久藏。

8. 矫臭矫味，便于服用　动物类或其他有特异不快臭味的药物，往往难以口服或服后出现恶心、呕吐、心烦等不良反应，常采用漂洗、酒制、醋制、蜜炙、麸炒等法处理，如麸炒僵蚕、醋制乳香、没药等，达到矫臭矫味的效果，以利于服用。

三、中药炮制的方法

炮制方法是历代逐渐发展和充实起来的，其内容丰富，方法多样。现代的炮制方法在古代炮制经验基础上有了很大的发展和改进，根据目前的实际应用情况，可分为净制、切制、炮炙、其他等工序。中药常用的炮制方法：

（一）净制

净制即净选加工。药材在切制、炮炙或调剂、制剂前，都必须经过净选加工，以除去药物中的杂质、霉变品、虫蛀品、灰屑以及非药用部分，使达到药用的净度标准。净制药材可根据其具体情况分别选用如下各种不同的方法。

1. 清除杂质

（1）挑选：选取规定的药用部位，除去杂质及霉变品，或将药物按大小、粗细分档，以便进一步加工。有的药材中还可能混入外形相似的毒性药物，如八角茴香中混入莽草，黄精中混入草乌等，务必清除，以免发生中毒事故。

（2）筛选：根据药物和杂质的体积大小不同，选用不同规格的筛和罗，以筛去药物中的砂石、杂质，使之纯净；并可将药物大小、粗细分档，便于进一步加工。一些麸炒、砂炒的药物，炒制后也可用此法以筛去麸屑或河砂。

（3）风选：是利用风力将杂质除去的方法。一般可用风车、风选机使杂质和药用部分分离，簸去杂质，使药材达到洁净，如苏子、车前子、吴茱萸等。有些药物通过风选还可将果柄、花梗、瘪粒等非药用部位除去。

（4）水选：是将药物通过水洗或漂除去杂质的方法。有些药物附着泥沙、盐分等，用筛选或风选不易除去，则用水选法处理，如乌梅、海藻、昆布等。质地较轻的药物，如蝉蜕、蛇蜕等往往须通过水漂除去杂质。

2. 分离和清除非药用部位

（1）去根或残茎：入药用茎或根茎的药物，一般须除去主根、支根、须根等非药用部位，如石斛、荆芥等；入药用根部的药物大多须除去残茎，如龙胆草、丹参等。

（2）去皮壳：树皮类药物，如杜仲、厚朴等，可用刀刮去栓皮、苔藓及其他不洁之物。因栓皮内含有效成分甚微，如不除去，将会影响剂量的准确性。根和根茎类药物，如知母、桔梗、明党参等应除去根皮，明党参鲜根皮有刺激性，习惯均于产地趁鲜时即行除去。果实种子类药物，如使君子、白果、鸦胆子等，应去果壳或果皮。

（3）去毛：有些药物表面或内部常着生许多绒毛，服后会刺激咽喉引起咳嗽或产生其他有害作用，故须除去。如《新修本草》有枇杷叶"须火炙，布拭去毛，不尔射人肺，令咳不已"的记载。去毛的方法根据不同的药物，可采用刮去毛，如鹿茸；刷去毛，如枇杷叶；烫去毛，如骨碎补；挖去毛，如金樱子；撞去毛，如香附等。

（4）去心："心"一般指根类药物的木质部或种子的胚芽而言，早在《伤寒论》中就有麦冬、天冬去心的记载。去心的目的：一是除去非药用部位，如牡丹皮、地骨皮的木质心不入药用，在产地趁鲜将心除去，以保证调剂用量准确；二是分离药用部位，如莲子心（胚芽）和莲肉作用不同，莲子心能清心火，而莲肉能补脾涩精，故须分别入药。

（5）去芦："芦"又称"芦头"，一般指药物的根茎、残茎、叶基等部位。历代医药家认为"芦"不入药用，故应除去。

（6）去核：有些果实类药物，常需用果肉而不用核或种子。其中有的核（或种子）属于非药用部位，如山茱萸去核用肉；有的则是果肉与核功效不同，须分别取用，如花椒与椒目，近代乌梅、诃子、山楂等药材也都要求去核。

（7）去瓤：有些果实类药物须去瓤。《伤寒论》中用枳实须水浸去瓤；《本草蒙筌》

中有"剜去瓤免胀"的记载。目前枳壳都用果肉而不用瓤。据研究，枳壳瓤中不含挥发油等成分，故作为非药用部分而予以除去。

（8）去枝梗：是指除去某些果实、花、叶类药物非药用部位的枝梗，以使其纯净，并可使调剂时用量准确，如五味子、夏枯草、侧柏叶等。

（9）去头尾足翅部分：动物类或昆虫类药物需要去头尾或足翅，其目的是为了除去有毒部分或非药用部分。这些操作，古代方书及本草中早有记载，如仲景方中用虻虫去足翅，《雷公炮炙论》载芫青、班蝥去翅足并头，《药性论》白花蛇不用头尾，以及《日华子本草》蛤蚧去头足等。

（10）去残肉：某些动物类药物，均须除去残肉筋膜，以使洁净，如龟甲、鳖甲等。

（二）切制

净选后将药物切成定规格的片、丝、块、段等各种类型，称为饮片，广义而言，凡属供调配处方的药物均称饮片。饮片切制历史悠久，在汉代以前就有"㕮咀""细切""削""剉"等早期饮片切制术语。南宋末年的周密在《武林旧事》中，曾记载杭州有制售"熟药圆散，生药饮片"的作坊。清代吴仪洛《本草从新》柴胡项下有"药肆中俱切为饮片"的记述。

饮片切制的目的是：便于煎出有效成分；提高煎药质量；利于炮炙、制剂、调配和贮存。药材切制时，除鲜切、干切外，须经浸润使其软化，但应少泡多润，防止有效成分流失。并应按药材的大小、粗细、软硬程度等分别处理，注意掌握气温、水量、时间等条件。饮片的规格因其类型而有不同：

片：有极薄片、薄片、厚片、斜片、直片等型。其厚度：极薄片 0.5mm 以下，薄片 1～2mm，厚片、斜片、直片一般均为 2～4mm。

段：分长段和短段。其长度：长段 10～15mm，短段 5～10mm。

块：一般切成 8～12mm 的立方块。

丝：皮类及叶类药材均切成丝条。丝条宽度：皮类药材为 2～3mm，叶类药材为 5～10mm。

其他不宜切制的药材，一般应捣碎用。

由于药材切制前须经水的处理，故切成饮片后应及时干燥以免变质。最常用的干燥方法，有自然干燥和人工干燥。自然干燥是把切制好的伙片置日光下晒干或置阴凉通风处阴干。含有芳香挥发成分的药物如荆芥、薄荷、香薷、厚朴、陈皮、佩兰等，经光照易变色的槟榔、白芍、大黄、黄芪等，以及黏液质含量较多的黄精、熟地黄、天门冬等，均宜阴干而不宜曝晒。粉质性饮片如山药、浙贝母等宜随切随晒，薄摊晒干。人工干燥是利用一定的干燥设备，对饮片进行加热干燥。干燥设备有热风干燥、蒸汽干燥、电热干燥、远红外线干燥、微波干燥等。干燥温度应视药物性质而灵活掌握，一般以不超过80℃为宜，芳香性饮片不超过50℃为宜。

（三）炮炙

1. 炒制 炒制是将净制或切制后的药物干燥品，置预热容器内，连续加热，不断搅拌、翻动至一定程度的炮制方法。应掌握加热温度、炒制时间及程度要求。根据医疗要求，结合药物性质，可分为清炒法和加辅料（固体辅料）炒法两大类。清炒又可分炒黄、炒焦和炒炭等法。

（1）炒黄：是将药物用文火或中火加热，炒至药物表面呈黄色或较原色稍深，或发泡鼓起，或爆裂，并透出药物固有的香气。加热时间相对较短。其主要目的是增强疗效，缓和药性，降低毒性，并破坏某些药物中的酶，以保存甙类成分。

（2）炒焦：一般用中火，炒至表面呈焦黄或焦褐色，内部颜色加深，并具有焦香气味。其目的主要是增强健脾消食药的功效或减少某些药物的刺激性。

（3）炒炭：将药物置锅内，用武火或中火加热，炒至药物表面呈焦黑色，内部呈焦黄色或焦褐色喷洒少许清水，灭尽火星，取出晾干。炒炭时要掌握火候，注意"存性"，火力太过则易致灰化而影响疗效。炒炭可使某些药物增强收湿、止血作用，如荆芥、茜草、地榆、大蓟、小蓟、侧柏叶、藕节等。

加辅料炒是药物加入固体辅料同炒的方法，常用的有麸炒、米炒、土炒以及河砂、蛤粉滑石粉烫制等法。

（4）麸炒：取麦麸撒在锅内，加热至冒烟时，随即投入待炮制药材，迅速翻动，炒至表面呈黄色或深黄色时，取出，筛去麦麸，放凉。一般每100kg待炮制药材，用麦麸10~15kg。

（5）米炒：先将锅烧热，撒上浸湿的米，使其平贴锅上，用中火加热，至米冒烟时投入药物，轻轻翻动至所需程度，去米，放凉；或将米置热锅内，再加药物一同拌炒，至米呈焦黄色或焦褐色时取出，去米，放凉。后者适用于昆虫类药物，以米变色来掌控炒制火候。一般每100kg待炮制药材，用米20kg。

（6）土炒：将碾细过筛后的灶心土置锅内，用中火加热，至土呈灵活状态时投入药物，翻炒至药物表面挂土色并透出香气时取出，筛去土，放凉。药物每100kg，用灶心土25~30kg。

（7）烫制：砂烫即取洁净河砂置炒制容器内，用武火加热至滑利状态时，投入待炮炙品，不断翻动，炒至表面鼓起、酥脆或至规定的程度时，取出，筛去河砂，放凉，或趁热入液体辅料中淬制。蛤粉和滑石粉的烫制法与砂烫大致相同，但所用火力较弱，一般用中火加热。河砂及滑石粉的用量均以能掩盖部分药物为度；蛤粉用量，药物每100kg，用蛤粉20~50kg。

2. 炙制 炙制是将净选或切制后的药物，与液体辅料共同拌润并用文火拌炒至一定程度，使辅料逐渐渗入药物组织内部的方法。由于所用的辅料不同，可分下列各种炙法。

（1）酒炙：将待炮制药材加酒拌匀，入容器中加盖闷透，置炒制容器内，用文火炒至规定的程度时，取出，放凉。质地疏松的药物，也可先将药物炒至一定程度，再喷洒炒干。酒炙一般选用黄酒。每100kg待炮制药材，用黄酒10～20kg。

（2）醋炙：将待炮制药材加醋拌匀，闷透，置炒制容器内，用文火炒至一定程度，取出，放凉。有些树脂类药物如乳香、没药等，因用醋拌润后，易使粘连成块，故应将药物入锅先炒，待表面熔化发亮时，喷入米醋，再炒至微干。出锅后继续翻动，摊开放凉。醋制时一般用米醋。每100kg待炮制药材，用米醋20～30kg。

（3）盐炙：取待炮制药材加盐水拌匀，闷透，置炒制容器内，用文火炒至规定程度，取出，放凉或干燥。也有先将药物炒至一定程度，再喷洒盐水的。这种方法适用于含黏液较多的药物，如车前子、知母等。盐炙时，食盐应先加适量水溶解后，滤过，备用。每100kg待炮制药材，用食盐2kg。

（4）姜炙：取待炮制药材加姜汁拌匀，放置闷润，使姜汁逐渐渗入药材内部，用文火炒至姜汁被吸尽或规定程度，取出，晾凉。姜炙时，应先将生姜洗净，捣烂，加水适量，压榨取汁，姜渣再加水适量重复压榨1次，合并汁液，即为"姜汁"。每100kg待炮制药材，用生姜10kg或用1/3量的干姜煎汁。

（5）蜜炙：取一定量炼蜜，加适量开水稀释后，与待炮制药材拌匀，放置闷润，使蜜逐渐渗入药物组织内，置炒制容器内，用文火炒至颜色加深且不粘手或规定程度时，取出摊晾，凉后及时收贮。另法：先将药物用文火炒至颜色加深时，再加入一定量的炼蜜，迅速翻动，使蜜汁与药物充分拌匀，炒至不粘手时，取出摊晾。此法适用于质地致密，蜜汁不易被吸收的药物，故先炒去部分水分，并使质地略变酥脆，则蜜汁较易吸收。炼蜜的用量视药物的性质而定，一般质地疏松、纤维多的药物用蜜量宜大；质地坚实，黏性较强，油分较多的药物用蜜量宜小。通常每100kg待炮制药材，用炼蜜25kg。

（6）油炙：系将药物与一定量的油脂共同加热处理的方法。辅料用油有植物油和动物脂肪油两类。常用的为麻油、菜油、羊脂及酥油等，通常有三种操作方法：

油炒法：先将羊脂切碎，置锅内加热溶化后去渣，加入待炮制药材与羊脂拌匀，用文火炒至油被吸尽，药材表面油亮时取出，摊开晾凉，如淫羊藿。

油炸法：取植物油，入锅内加热，至沸腾时倾入药物，用文火炸至一定程度，取出，沥去油，粉碎，如三七。

油脂涂烤法：取药物放在炉火上烤热，用酥油涂布，加热烘烤，待酥油渗入内部，再涂再烤，如此反复操作，直至酥脆。

3. 煅制　煅制是将药物直接放于无烟炉火中或适当的耐火容器内煅烧的一种方法。由于煅烧方式不同又可分"明煅"和"闷煅"两法，有些药物煅红后，还要趁炽热投入规定的液体辅料中淬，称"煅淬"法。

（1）明煅法：又称直火煅法。多用于矿物类和动物中贝壳类药物。质坚硬的大块矿石砸成小块，置适宜容器内，于炉火上，煅至酥脆或红透时，取出放凉，碾碎。贝壳类药物及含有结晶水的矿物药则可装入耐火容器内煅烧。含结晶水的矿物药不要求煅红，但必须使结晶水蒸发至尽，或全部形成蜂窝状块状固体。

（2）闷煅法：又称密闭煅法、扣锅煅法。是将药物置于密封的容器内，高温煅制成炭的方法。具体方法：将药物置于锅内，上面覆扣一较小的锅，两锅接口处用盐泥封固。覆扣的锅上压一重物，以防煅烧时锅内气体膨胀而将扣锅冲翻。扣锅底部贴一白纸或放大米数粒。然后用武火加热烧煅，至白纸或大米呈深黄色时，即为煅透。然后离火，冷却，取出药物。闷煅法制炭适用于炒炭易于灰化的药物，某些药物煅炭后，能增强或产生收涩、止血等作用，如血余炭、棕榈皮、荷叶等；有些有毒药物，煅炭后可降低其毒性，如干漆等。

（3）煅淬法：多用于质地过坚，经高温不易酥松的药物。将待炮炙药材煅至红透时，立即投入规定的液体辅料中，淬酥（若不酥，可反复煅淬至酥），取出，干燥，打碎或研粉。火煅和煅淬可改变药物的理化性质，增强疗效，减少副反应；由于煅后酥松易碎，也有利于有效成分的煎出。用火煅的药物如龙骨、钟乳石、瓦楞子等；用煅淬的药物如自然铜、代赭石、磁石、炉甘石等。

4. 蒸制 蒸制是将药物加热，置适当的容器内，隔水加热或用蒸汽加热的方法。取待炮炙药材，大小分档，按各品种炮制项下的规定，加清水或液体辅料拌匀、润透，置适宜的蒸制容器内，用蒸汽加热至规定程度，取出，稍晾，拌回蒸液，再晾至六成干，切片或段，干燥。有些药物蒸制后可改变其性能，扩大治疗范围，如熟地黄、制首乌、熟大黄等；有的可减少副反应，如桑螵蛸；有的则便于保存药效，如人参、黄芩等；某些药物蒸制后易于切片，如木瓜、天麻、玄参等。

5. 煮制 煮制是将药物加水或液体辅料共煮的方法，取待炮炙品大小分档，按各品种炮制项下的规定，加清水或规定的辅料共煮透，至切开内无白心时，取出，晾至六成干，切片，干燥。有毒药煮制后的剩余液汁，除另有规定外，一般应弃去。药物经煮制后能消除或降低毒性，如乌头、附子等；也可使药物洁净，如珍珠。

6. 炖制 炖制的方法、作用和应用范围与液体辅料蒸制基本相同，但炖制法须将药物和液体辅料放入容器内，密闭后隔水加热，使辅料不易挥发而为药物充分吸收。取待炮炙药材按各品种炮制项下的规定，加入液体辅料，置适宜的容器内，密闭，隔水或用蒸汽加热炖透，或炖至辅料完全被吸尽时，放凉，取出，晾至六成干，切片，干燥。

蒸、煮、炖时，除另有规定外，一般每100kg待炮炙药材，用水或规定的辅料20～30kg。

7. 煨制 煨制是将药物包裹一层吸附油质的辅料（纸浆或湿面块），埋于加热的滑石粉中煨烫或直接拌炒至所需程度时，筛去滑石粉，剥去包裹层，切片或捣碎，如煨肉豆蔻、煨诃子等。或取未干燥药物铺摊吸油纸上，层层隔纸，上下用平板夹住，捆扎结实，加热除去部分油质，如煨木香。煨制的目的是除去药物中部分挥发性及刺激性成分，缓和药性或降低副反应。

8. 燀制 燀制多用于种子类药物，是利用沸水泡去种皮的方法。取待炮制药材投入沸水中，翻动片刻，至种皮由皱缩至舒展、易搓去时，捞出，放凉水中浸泡，除去种皮，晒干。药物经过燀制后，破坏了分解酶，便于保存药效，并可分离不同药用部位。

9. 其他制法 制霜：是将药物加工制成松散粉末、结晶粉或粉渣的方法。根据药材性质，及不同要求，可分为去油制霜、透析制霜、煎熬制霜等法。

（1）去油制霜法多用于种子类药物。系将种仁研碎如泥状，用多层吸油纸包裹，蒸热，用压榨法除去部分油脂制成松散的粉末。其目的是缓和药性，降低毒、副反应。如巴豆制霜后，毒性减低，峻泻作用得以缓和；柏子仁制霜后，因所含脂肪油消减而免致滑肠。

（2）渗析制霜法为取新鲜西瓜，切碎，放入不带釉的瓦罐内，一层西瓜，一层芒硝，密封，悬于阴凉通风处，待瓦罐外析出白色结晶物，即随析随集，至无结晶析出为止。如西瓜霜，西瓜和芒硝均有清热泻火之功，合制成西瓜霜，常用于治疗咽喉肿痛、口舌生疮等症。

（3）煎熬成霜法，如鹿角霜，系熬制鹿角胶后剩下的角渣。

（4）水飞：多用于某些矿物药。系将药物破碎后，置乳钵中或其他适宜容器内，加入适量清水共研磨成糊状，再加水搅拌，粗粉即下沉，随即倾出上层混悬液。下沉的粗粒再按上述方法重复操作数次，最后将不能混悬的杂质弃去。将前后倾出的混悬液台并静置街沉淀后倾土上面的清水将沉淀物干燥后研磨成极细粉末。药物经水飞后可去除杂质，使药物纯净、细腻，便于内服和外用，防止药物在研磨过程中粉尘飞扬，污染环境，除去药物中可溶于水的毒性物质（如砷、汞等）。常用水飞的药物有朱砂、雄黄、滑石、玛瑙等，动物药珍珠亦用此法。

（5）发芽：多用于稻谷类及豆类药物。选取成熟的果实或种子，用清水浸泡适度（含水量42%～45%），捞出，置于能排水的容器内，用湿物盖住，每日淋水2～3次，以保持湿润，在18～25℃温度下，使之发芽，待芽长0.5～1 cm时，取出干燥。药物经过发芽后能改变原有成分，产生新的功效，如麦芽、谷芽、粟芽、大豆黄卷等。

（6）发酵：发酵是药物在一定的温度（30～37℃）和湿度（相对湿度70%～80%）下，利用微生物繁殖，使其表面产生黄白色霉衣（菌丝）的方法。由于药物品种不同，操作的具体方法也有差别。如六神曲、半夏曲均用药物和面粉或加辅料糅合发酵而成；淡豆豉则以黑豆用多种药汁作辅料同煮后发酵而成。药物经发酵后可改变原有的性能，产生新的疗效，但应注意发酵过程中如发现有黄曲霉素应禁用。

第六节　中药贮藏

一、中药贮藏的历代论述

中药贮藏是中药商品在流通领域中不可缺少的环节，它在保持中药质量，防止遭受损失，供应医疗用药和中成药生产用药等方面都起着非常重要的保证作用。从防止质变，保持中药质量和保证供应等角度来看，中药贮藏维持着生产的作用，是中药生产过程在流通领域中的继续。中药商品包括中药材、饮片和中成药三大类，其品种繁多，性质各异，成分复杂，如果贮藏保管不当，中药饮片的外观质量，内部结构，所含成分都会发生变化，严重者生霉、虫蛀、变色、变质，不仅起不到应有的治疗作用，还会对患者造成不良反应及毒副作用，所以科学合理的贮藏与保管中药饮片是确保中药质量，保证用药安全及提高临床疗效的重要环节，也是中药贮藏的首要任务。

中医处方和中成药配方大多是复方，如药物短缺，配方不全，就会影响临床疗效和中成药的生产。因此，从中药的种类到数量必须保持足量的储备，以保持医疗和中成药的需要，这是中药贮藏的第二大任务。

中药大多来源于植物和动物，有野生、有家种、家养；有的是由一个或几个地区生产供应全国；有的是一年生产，兼顾多年；有的是一季生产，供应全年，甚至几十年才收获一次。特别是野生资源，受各种因素的影响，生产极不稳定。诸多原因，都会影响中药的及时供应。因此，调节产地与销地之间、产季与销季之间、丰年与歉年之间的矛盾，以确保药材的正常供应，是中药贮藏的第三大任务。

（一）药物贮藏的起源

我们的祖先在采集和取用食物的实践中，不仅认识到贮备食物的重要性，同时发现食物经干燥后，能贮存较长时间，且便于相互交换。这种干燥、贮存的办法也同样地应用于药物，所以中药贮藏是起源于食物贮藏。最初医和药是结合为一体的，随着社会的发展，医疗事业的需要，形成了医和药的分工，并且在产品交换中产生了中药的商品贮藏。中药贮藏方法也随着历史的发展而不断的改进和完善，在几千年的历史中，经过无数代人的实践、研究、总结，形成了中药贮藏的传统技术。

（二）传统中药贮藏技术的发展

中药贮藏最早的文字记载是春秋战国时代的《周礼·天官冢宰》，其中在谈到医师的职责时云："医师掌医之政令，聚毒药以供医事。""聚"是收集，也包含了贮藏，说明两千年前已有专职掌管收藏药物，以供医用的医师。《神农本草经》序录中记载："阴干暴干，采造时月，生熟土地所出，真伪陈新，并各有法。"可见汉代医药家已经初步认识到药物采收季节、加工干燥以及鉴别药物真伪陈新的重要性和方法。其中所谓陈药，也就是经过贮藏的药物。

南北朝时期，宫廷已设管理贮藏药物的高级官员。据《隋书·百官志》记载："梁门下省置太医令，又太医二丞中，药藏丞为三品勋一位。"《册府元龟》记载："北齐门下省，统尚药局，有典御二人，待御师四人，尚药监四人，总御药之事。"当时官方已有为其服务的医药官员，且有相应负责中药贮藏的官员。北魏贾思勰《齐民要术》记载："收枣不蛀，以一层粟草，一层米，相间之。"这是预防中药材虫蛀的最早记载。

唐代对药物的贮藏已有较多的文字记载。唐代孙思邈著《备急千金要方》卷一有论述："凡药皆不欲数数晒暴，多见风日，气力即薄歇，宜熟知之。诸药未即用者，候天大晴时，于烈日中暴之，令大干，以新瓦器贮之，泥头密封。须用开取，即急封之，勿令中风湿之气，虽经年亦如新也，其丸散以瓷器贮，密蜡封之，勿令泄气，则三十年不坏。诸杏人及子等药，瓦器贮之，则鼠不能得之也。凡贮药法，皆须去地三四尺，则土湿之气不中也。"说明唐代对药材的储藏已有相当丰富的经验，掌握了密封防潮、防霉、防鼠的方法，尤其指出药材不宜经常曝晒和长期暴露在空间，否则会导致药效减弱，当时的认知经现代科学证明也是正确的。

继此之后，明代中药储藏技术有了进一步发展，而且研究出对抗储藏的方法。据陈嘉谟《本草蒙筌》总论"藏留防耗坏"文论述："凡药藏贮，宜常堤防。倘阴干、暴干、烘干未尽去湿，则虫蚀、霉垢、朽烂不免为殃。当春夏多雨水浸淫，临夜晚或鼠虫吃耗，心力弗惮，岁月堪延。见雨久，着火频烘。遇晴朗，向日旋暴。粗糙悬架上，细腻贮坛中。"文中还记载了一些中药的特殊贮藏法，如"人参须和细辛，冰片必同灯草，麝香宜蛇皮裹，硼少共绿豆收"等，这正是现代所用的对抗贮藏法。之后中药贮藏在不断实践中产生了密封吸潮、硫黄熏蒸防止早期质变的处理等各种方法，从而形成了独具特色的中药贮藏的传统技术。

（三）中华人民共和国成立后中药储藏新技术的研究与发展

中华人民共和国成立后，在党的中医政策指引下，1955 年各地相继成立了药材公司，1956 年又实现了对私营中药工商业的社会主义改造，形成国家对中药的统一经营。同时，人民卫生保健事业在不断发展，药物需用量也在不断增加，加之中药材、中成药生产的扩大，从而使中药储存量不断增长。传统的贮存方法已不能适应形势发展的需要。因此，必须采用新的贮藏养护方法。

在 50 年代后期，大中城市的中药贮藏，开始引进磷化氢、氯化苦、溴甲烷等化学药剂用于杀虫，60 年代前期在全国迅速推广，加上传统的硫黄熏蒸，使这一阶段的中药贮藏主要采用化学养护。但是，化学药剂养护的弊端很快暴露出来，它给中药带来化学药剂的残毒、污染，而且害虫也产生了抗药性。为此，各地从 70 年代开始，又进行了许多新的探索，将气调、冷藏、辐射、空调、远红外线干燥、机械吸潮、真空密封等新技术、新设备和新材料用于中药贮藏，使中药贮藏进入现代新技术养护时期。其间在气调养护中药技术发展过程中，1973 年天津试用了充二氧化碳杀虫；以后长沙、成都、重庆、太原、贵阳等地相继进行自然降氧的研究，经试验研究，于 1981 年通过国家鉴定，并向全国大中城市推广应用，现在气调养护已成为中药贮藏的有效方法之一。此外，上海、武汉、重庆等地，应用冷藏技术来克服夏季高温引起某些中药的质变，为中药贮藏技术的发展积累了有益的经验。目前中药贮藏传统技术与现代技术并存，相互渗透、促进，使中药贮藏技术不断发展、完善，改变中药贮藏的落后面貌指日可待。

二、中药陈用及现代研究

中药材是季节性、地域性生产的药品，贮藏是中药材流通使用过程中的一个重要环节。中药材如包装及贮藏不当，将很快陈化和变质，出现发霉、虫蛀、变色、变味、泛油等现象，其质量变化的主要原因是药材本身的理化特性，及其与环境因素相互作用的结果。

药材发生陈化的主要原因是在环境条件作用下，药材发生一系列复杂的物理、化学和生理的变化，导致药材质量的劣变，其中化学成分的改变是导致细胞结构损伤以及一系列生理变化的根本原因。药材在采收之后就开始陈化，并依赖于贮藏时间、温度、湿度和光照指数而持续进行。贮藏时间、温度、湿度、光照及其交互作用是影响药材陈化的关键因素，传统上用气味走失、变色、走油、风化等感官评价指标来测评贮藏对药材质量的影响，由于陈化作用使药材中的香气成分，如挥发油等散失，失去药材固有的香气，并使其变得干涸；含结晶水的矿物类中药因与干燥空气接触日久，渐渐失去结晶水，成为粉末状态，出现"风化"，使药材的形状和功能均发生了改变；含有酚羟基的物质，在多酚氧化酶的参与下，经过氧化聚合等作用，形成新的大分子化合物，导致药材变色，或油脂、蛋白质、糖类物质氧化分解，导致走油、"哈喇"气味的出现，贰类成分的水解等。

大部分中药是当年产新并在产地干燥，这样便于市场流通、运输和使用；少数中药如鱼腥草、鲜地黄、马齿苋等，可直接使用鲜品绞汁服用；而另有少数中药如陈皮、半夏、陈仓米等，需要经过一定方法的贮藏、养护，由新变陈后再使用。中药陈化的过程，是其性味、功效均发生改变的过程，使其能更进一步符合中医临床的用药需要。中药陈化是中医学在几千年的用药实践中总结出来的一种独特而有效的处理药材的方法，但目前市场、医院极为少见陈药。

（一）中药陈用理论历史渊源

中药陈用是中药用药理论的一个方面，历代本草均有论述，至今为中医临床所沿用。陈药应用最早可见于战国时期《孟子》曰："为政之要，犹七年之病求三年之艾。"三年之艾即为陈艾叶，鲜艾攻毒、陈艾理病，老病用陈艾，意不可急攻。第一本本草学专著汉代《神农本草经》序录记载："土地所出，真伪陈新，并各有法。"最早提出用药需分陈、新，指出药物陈、新自有特点，但未明确具体药物。梁代《本草经集注》中记载：六味中药需陈用，"凡狼毒、枳实、橘皮、半夏、麻黄、吴茱萸，皆欲得陈久者良，其余须精新也"，说明这六味药通过陈化后更能满足临床用药需要。后世医家多遵循此说，唐代《新修本草》中在狼毒项下明确提出"六陈"的说法，记载："（狼毒）与麻黄、橘皮、半夏、吴茱萸、枳实为六陈也。"明代《本草纲目》扩大了陈药范围，指出："然大黄、木贼、荆芥、芫花、槐花之类，亦宜陈久，不独六陈也。"至清代《本草从新》进一步扩大陈药药味，包括山茱萸、燕窝、蛤蚧等近40种。除中药外，在食品行业，酒类、普洱茶、烤烟等亦在陈化使用。

（二）中药陈用理论的研究现状

对于中药陈用的目的，历代医家认识基本统一，主要概括为两方面：一是增强疗效，适用于各种药物；二是缓和药性，降低或消除毒副作用，适用于有毒或药性峻烈的药物。现代对于中药是否应该陈用争议较大，有学者提出中药陈用应该根据品种的不同和临床治病需要而确定，用药的新、陈将直接影响到药材质量，决定临床疗效；部分学者认为，中药陈化过程中容易发生变异，而且有效成分含量损失较多，如陈皮陈用"消去烈气"，即将陈皮理气、化痰的主要物质基础挥发油损失了，导致药效降低，故提倡不宜陈用。

中药陈化过程属于中药贮藏、养护的范畴。中药贮藏过程中，在外界诸多因素和自身理化性质的相互作用下，逐渐发生着氧化/聚合或分解反应、梅拉德反应、酶促反应、转化反应等物理、化学、生物学变化，会出现霉变、虫蛀、变色、变味、泛油等变质现象。在上述变质现象中以霉变和虫蛀最为严重，而陈皮又是易变质的典型，亦成为学者反对陈皮陈用的原因。2010 年版《中国药典》（一部）首次增加陈皮的黄曲霉毒素检查，而且陈皮在贮藏期间，容易被谷蠹、咖啡豆象等仓虫蛀食后成为蛀粉。然而，中药陈化和中药变质不是一对必然的矛盾，陈化必须建立在合理、科学的贮藏、养护方法基础上，但也绝对不能一味追求陈化而误用"朽药"。

　　中药"六陈"中，陈皮陈用研究相对较多。陈皮现有陈皮和广陈皮 2 种商品规格，前者价格低廉，商家不愿因陈化造成保管时间和成本增加，故陈皮药材中几乎没有陈品，多为橘皮干燥后直接使用；后者质优价高产量少，多在广东和供出口使用。道地产区广东新会保留了完整的陈化技术，冬至前晒皮，自然条件大仓存放；新皮通风常晒，适时防潮、防霉、防虫和防潮；旧皮定装定仓，适时返晒。过去亦有少数特级字号皮经蒸笼蒸过晒干，可贮藏几十年至上百年，新会陈皮一般要求在产地自然陈化 3 年及以上。自古认为，陈皮药性燥烈，陈用后可减其燥性。明代《雷公炮炙药性解》曰："收藏又复陈久，则多历梅夏而烈气全消，温中而无燥热之患，行气而无峻削之虞。"清代《本草备要》曰："陈则烈气消，无燥散之患。"清末医家张山雷亦云："新会皮，橘皮也，以陈年者辛辣之气稍和为佳，故曰陈皮。"现代研究主要集中在研究不同年限陈皮的化学成分和药理作用的差异，从而证明陈皮的陈化原理。现有研究发现，随着贮藏时间的推移，广陈皮的挥发油总体呈现分子量较小的成分减少，分子量较大的成分增加的趋势；在两年内，陈皮挥发油随着贮藏时间增加，其组分有发生聚合和氧化的明显趋势；陈化使挥发油中的低沸点物质，如 D - 柠檬烯等含量明显降低，从而使陈皮气味"香醇"；新会陈皮挥发油含量在 3 年内随着时间增长而增加，甚至出现新的成分；而在醇提物中，橙皮苷含量随贮藏期的延长而增加；不同贮藏年限的陈皮甲醇提取物的 HPLC 指纹图谱相似度较好，其变化较小。同时，陈皮的水煎剂及挥发油祛痰效果均以贮藏期短者强于贮藏期较长者，用体外试验证明贮藏期短的陈皮药材水煎剂在正常状态下理气作用强于贮藏期较长者，但病理状态下则结果恰恰相反；存放 1 年左右陈皮具有较好的祛痰和缓解肠痉挛作用，新鲜和存放过久的陈皮都不宜入药。

第三章　中药性能理论

第一节　中药性能理论概要

　　"性"是指性质、特征、特性；"能"是指功能、功效，中药的性能是中医理论对中药作用特点的高度概括。中药性能指中药的偏性，又称药性，是药物在治疗、预防疾病中的特性和效能，阐述药性的物质基础、对机体的影响及其运用规律的理论称为药性理论。

　　药性理论是中药理论的核心，中药性能的主要内容是四气、五味、归经、升降浮沉和毒性，还包括补泻、走守、猛缓、动静、刚柔等。中药的性能与性状是两个不同的概念。明·贾所学《药品化义》指出：药物的性状为"天地产物生成之法象"，药物的性能则是"医人格物推测之义理"，也就是说，药物性状是通过人的感官直接感知而得到的认识；药物性能则是根据机体用药反应，通过逻辑推理，对药物作用进行的概括和抽象，但古代也有用中药的性状来探求解释中药的性能特点。

　　药性理论与中医学的脏腑、经络、病因、病机、治则等基础理论和临床实践密切相关，以阴阳、五行学说等中国古代哲学思想为指导，总结了药物对机体的作用及临床运用的一般规律，其主要内容包括性味、归经、升降浮沉、毒性、功能、剂量、使用禁忌以及七情、配伍、君臣佐使、药对等理论。这些理论从不同角度把握了药性及药性使用的规律、特点，它们相对独立，但又相互联系。总而言之，说明药物的作用机理，在于扶正祛邪，纠正阴阳气血的偏盛、偏衰，恢复脏腑经络的正常生理功能。临床应当根据药物不同的作用特点，安全、合理地选用药物。

　　药物是人类在长期的生产、生活和与疾病作斗争的过程中发现和逐步发展起来的。同样，关于药性的认识也是在实践中不断积累、深化，并逐步形成系统的药性理论。药性理论既是指导中医临床用药的依据，又是我们研究和理解历代医家使用中药的临床经验和药效规律的工具。药性是药物自身所含成分的药理作用的体现，因此它受药物的品种、产地、生态环境等自然因素的影响，也受采集、炮制、制剂等人为因素的影响。

　　中药对机体的作用包括治疗效用和不良反应。中药的治疗效用，又称中药的作用、功效或功能；中药的不良反应，包括副作用和毒性反应等。总之，此即中药对人体作用的两面性。充分而合理地利用中药的治疗作用，尽量避免不良反应的发生，既是高效安全用药的重要保证，也是临床用药的基本原则。

　　中药的性状是指药物形状、颜色、气味、滋味、质地（包括轻重、疏密、坚软、润燥等），是以药物（药材）为观察对象。而中药的性能是依据用药后的机体反应归纳出来的，是以人体为观察对象。前人常将二者相联系，并用性状解释作用原理；但二者的含义和认识方法迥异，不是同一个概念。

第二节　四气理论概要

一、四气的含义及历史演变

四气是指药物的寒、热、温、凉四种药性，又称四性，是中药药性理论的重要组成部分，四气用以反映药物对人体寒热或者阴阳变化的影响。四气之中又有阴阳，寒凉属阴，温热属阳。

"四气"一词早在在汉代就已比较通行，如《礼记》中"动四气之和"，东汉·郑玄云曰"四时气序之和平"，因此四气也被认为是四时之喻，即春温、夏热、秋凉、冬寒。"四气"作为中药理论的专业术语最早见于《神农本草经·序例》中，其内容为："药有酸、咸、甘、苦、辛五味，又有寒、热、温、凉四气及有毒、无毒"，应该说其出处明确，含义鲜明，但从古至今都曾有学者在"气"字上提出种种不同的见解。其中对"四气"一名最早提出异议的是来自北宋末的寇宗奭，在其《本草衍义·序例》讲道："药有酸、咸、甘、苦、辛五味，寒、热、温、凉四气。今详之：凡称气者，即是香臭之气。其寒、热、温、凉，则是药之性。且如鹅条中云：白鹅脂性冷，不可言其气冷也。况自有药性，论其四气，则是香、臭、臊、腥，故不可以寒热温凉配之。如蒜、阿魏、鲍鱼、汗袜，则其气臭。鸡、鱼、鸭、蛇，则其气腥。肾、狐狸、白马茎、裈近隐处、人中白，则其气臊。沉、檀、龙、麝，则其气香。如此则方可以气言之。"其"序例"中"气"字，恐后世误书，当改为"性"字，则于义方允，寇宗奭的这一见解也经常被后世医家引述。但这一改气为性的论点，金元医家不予响应，反而更多地将单味药寒热属性称之为"气"，后世医家也常有所采纳，如元代王珪《泰定养生主论》曰："大抵百药之性，不出温、凉、寒、热。"张洁古《医学启源·用药备旨》亦云："药有寒、热、温、凉之性。"以上所述"寒、热、温、凉"四者，无论称之"气"或"性"，都是指药物所具有的内在性质，也是药物功能的总体概括。所以《神农本草经百种录》云"入口则知其味，入腹则知其性"，充分说明所谓"性"者是药物功能的体现。由此可见，这里所说的"气"与机体的元气、中气之气、营卫之气以及六淫之气所指不同，应为药性之气，因此也称为药物的"性气"。但在本草文献中"性"有时又不单指四气，如《圣济经》曰："寒热温凉，收散缓急，同谓之性。"《本草品汇精要》亦称："性分寒、热、温、凉、收、散、缓、坚、软也。"《药品化义》将性分为寒、热、温、凉、清、浊、平。这种广义的"性"均超出四气范畴，且各家所说很不一致，所云坚软、清浊、收散、缓急是从另一侧面提出的药物性能，与寒、热、温、凉四性不能并论。在古代，寇氏的"四性"代替"四气"说始终未能普遍推广，李时珍对"四气"取去的看法，则广为人知："寇氏言寒热温凉是性，香臭腥臊是气，其说与

《礼记》文合。但自《素问》以来，只以气味言，卒难改易，姑从旧尔。"所以一般仍以四气为其基本内容。由于历史上本草学家有"四气"改称"四性"的主张，因此后世的"气""性"二字常混用，四气也称四性。

现代学者已经注意到古代的药性分类并没有局限于"四气"，还有三气、五气、八气、九气等学说。除寒热温凉四性之外，还有一种平性药，由于这类药物寒热属性不明显，作用比较平和，不论寒证热证，皆可配用，所以，按药性来说虽有五气，但一般则常称四气。陶弘景曾提出了药性的"三气"说，甚至认为"三气"说是由"四气"理论演化而来。所谓"三气"，即将药物的寒热属性分成寒、平、热三性。与"四气"理论相比，三气说减少了寒温的层次，但增加了不属于寒热的平性，《神农本草经》载药365种，其中平性药达100余种，天麻性平，凡肝风内动，惊厥抽搐，无论寒热虚实皆可应用，所以后世也有本草将"平"纳入药性。因此研究者认为"三气"更科学，现代也应该采用。李时珍在《本草纲目》绪论中载"五性焉，寒热温凉平"，徐大椿《神农本草经百种录》解释"平"为"中和之性"。平性居四气之中，是气之最和缓者，但严格言之，仍有偏寒偏热的差别，所以通常仍称"四气"。此外，有些本草文献对药性分为"大寒、寒、微寒、凉、温、微温、热、大热"加以描述，称为"八气"，这是对中药四气程度不同的进一步区分，示以斟酌使用，经诸家本草的补充，四气逐渐分化，这是历代医家通过不断实践、总结，对药物性气的认识进一步深化的结果。

二、四气的功能

寒热温凉之性是从药物作用于机体所发生的反应概括出来的，主要是与所治疾病的寒热性质相对而言的，《素问·至真要大论》载"寒者热之，热者寒之""疗寒以热药，疗热以寒药"，能够减轻或治疗热证的就属于寒凉药，反之，能够减轻或治疗寒证的就是温热药。

《本草经集注》特别强调寒热药性，认为："其（药性）甘苦之味可略，有毒无毒易知，惟冷热须明。"南宋《宝庆本草折衷·订性味例》曰："尝观许洪则本草以注《局方》，言性而不言味，必以性为药之要统，此《折衷》所以尤笃于论性也。"李中梓有"寒、热、温、凉，一匕之谬，覆水难收"之喻。

四气性的功能"寒"性有清热泻火、清热解毒、清热燥湿、清热凉血的作用；"热"性有回阳救逆、补火助阳、温经散寒的作用；"温"性有辛温发表、和胃调中、温中祛寒、温通气血、补气助阳的作用；"凉"性有清热、养阴除蒸的作用平"性有调养脾胃、益气生津的作用。

（一）寒

寒性属阴，缪希雍认为"寒者气之阴也"（《本草经疏》），李杲认为"药之寒性，重泻其阳"（《兰室秘藏·脾胃虚损论》），指出了寒药的属性和基本功能。具体而言，寒性药物具有清热泻火、清热解毒、清热燥湿、清热凉血等功能。

1. 清热泻火 "寒能胜热"，寒性药物具有清热泻火功能，清热与泻火作用一致，而有程度差异，从病证来说，"热为火之渐，火为热之极"，因此泻火作用较单纯的清热作用更强。火性炎上，故泻火又兼有降泄作用。清热药与泻火药都用于邪热亢盛的病证，常用药物如石膏、知母、芦根，清肺胃邪热；栀子泻三焦之火；黄连泄心、胃、肝、胆之火；黄芩泻肺火；龙胆泻肝、胆之火等。

2. 清热解毒　具有清解热毒作用的药物，常用于温病、疮痈、肺痈、肠痈、热毒痢、丹毒等由于热毒（亦称火毒）所致的病证。如金银花、连翘主要用治温热病、痈肿；蒲公英善治痈疡疔疮；鱼腥草、金荞麦治肺痈；败酱草、红藤治肠痈；白头翁、秦皮治热毒痢等，都具清热解毒功效。

3. 清热燥湿　苦能燥湿，寒能胜热，正如缪希雍在《本草经疏》所论："性寒而燥，能除湿热。"白鲜条具有清热燥湿作用，常用于湿温、湿热黄疸、湿热痢疾等病证。如龙胆草除肝胆湿热而治湿热黄疸；苦参清大肠湿热而治湿热痢疾、肠风便血；黄连、黄芩、黄柏更是治疗湿热证的要药，又周学海《读医随笔》云："凡芳香而寒者，皆能疏化湿盛气壅之浊热。"临床常用的如青蒿之类。

4. 清热凉血　性寒而入血分的药物能除血分之热，具有凉血作用。血得寒则凝，热去而静，故对血热妄行而吐血咯血诸证，可起到止血效果。如张洁古云"地黄生则大寒而凉血，血热者须用之"，李时珍认为，牡丹皮治手足少阴、厥阴血分伏火，能和血、生血、凉血，治血中伏火，对于温热病热入营分、血分，清热凉血为必用之药。有些凉血药还兼有活血散瘀作用，如紫草、赤芍可治疗斑疹痘毒、热盛而致瘀热内陷之证。

寒性药物多有清泄之弊，易伤脾胃，可能产生食减、恶心、腹痛、腹泻等副反应，所以不宜多服久服，脾胃虚弱者慎用，中寒者勿服。李中梓云："药之寒者，行杀伐之气，违生长之机。"尤易损害阳气，因此素体阳虚而偶患热证者，均不可乱投寒凉，阳气虚衰者忌服。苦寒药又易伤阴化燥，故阴虚有热之证，苦寒清热亦在禁忌之列。

（二）热

热性属阳，缪希雍认为"四气热亦阳"，有扶阳气、祛寒邪的功能。

1. 回阳救逆　热性药能恢复阳气，助心阳可以通脉，扶肾阳可以益火。如附子能挽救阳气于垂绝，有回阳救逆之功，可治疗亡阳及阴盛格阳等证。《本草汇言》谓附子能"回阳气，散阴寒……凡属阳虚阴极之候，肺肾无热证者，服之有起死之殊功"。

2. 补火助阳　命门之火，是人体阳气之本，补命火可以温养脏腑，缪希雍《本草经疏》在仙茅条云："气热正入命门，补火不足。"《本草汇言》论肉桂云："假此味厚甘辛大热，下行走里之物，壮命门之阳，植心肾之气……使阳长则阴自消。"此类热性药物，多用于命门火衰、腰膝酸软、畏寒肢冷、阳痿尿频诸证。

3. 温经散寒　热则宣通，可以"助阳退阴"（《本草纲目》乌头）。《本经疏证》论乌头的功能时曰："阳气柔则能养筋……阳气强则能逐邪。"张寿颐云："温经活血，助其阳和……力能疏通痼阴冱寒。"所以辛热药物如附于、乌头之类都有祛散寒邪的功效，常用于风寒痹痛、寒疝腹痛及阴疽久溃不敛诸证。

热性药多辛散燥烈，容易产生耗气伤血，损津劫液，引动火邪等副反应，故阴虚内热，气阴不足，命门火炽者禁服。血得热则行，故血热妄行之出血证也在禁服之列。又热药亦可动火损目，如《本草纲目》论述胡椒时云："辛热纯阳，走气助火，昏目发疮。"

（三）温

温性属阳。东庵曰："温者热之次。"温性药物一般有发散表寒、温胃和中、温通气血等功能。

1. 辛温发表 辛能发散，温可祛寒，具有透发毛窍，发汗解表作用。常用药物如麻黄、桂枝、羌活、细辛等辛温药，都有发表功能。主要适应证为外感风寒所致的表证。《本草纲目》论麻黄、桂枝曰："麻黄遍彻皮毛，故专于发汗而寒邪散……桂枝透达营卫，故能解肌而风邪去。"《药品化义》论紫苏云："辛温能散，气薄能通，味薄发泄，专解肌发表，疗伤风伤寒……凡属表证，放邪气出路之要药也。"

2. 和胃调中 李时珍在《本草纲目》中谓："温能和。（橘皮条）"李中梓《雷公炮制药性解》谓："温为脾胃所喜。（白豆蔻条）"所以某些温药具有和胃调中，暖脾祛寒，行气解郁的功能，如橘皮、白豆蔻、厚朴之属。《本草经疏》谓橘皮："辛能散，苦能泄，温能通行，则逆气下，呕吐止……苦温能燥脾家之湿，使滞气运行。"《本草衍义补遗》云："厚朴，气药也。温而能散，消胃中之实也。"温胃和中药多用于脾胃气滞，或湿滞伤中，脾胃不和之证。

3. 温中祛寒 《本草经疏》云："寒邪在中也，非温剂无以除之。（石硫黄条）"阳气运则阴寒退，温中焦之气，即所以寒邪诸凡冷滞不消，寒痰停积或为腹内冷痛，或为呕吐哕逆，或为泄泻自利，均能因之取效，如吴茱萸、丁香、荜茇、蜀椒等都是温中祛寒之品，《本草经疏》云："吴茱萸辛温暖脾胃而散寒邪，则中自温，气自下，而诸证悉除。"《本草衍义》云荜茇："走肠胃中冷气，（治）呕吐，心腹满痛。"

4. 补气助阳 《素问·至真要大论》云："劳者温之，损者益之。"《素问·阴阳应象大论》云："形不足者，温之以气。"《本草纲目》也载："温以补不足。"李中梓在《医宗必读》中也认为："凡温热之剂，均为补虚。"说明了药物的补益作用与其温养之性有着密切的关系。根据药物性气与功能的分析，补气药中多数属于温性，尤其是助阳药，如人参甘温，补元气，《本经疏证》谓其："能回阳气于垂绝，却虚邪于俄顷。"黄芪甘微温，《本草求真》谓其："入肺补气，入表实卫，为补气诸药之最。"鹿茸在《本经逢原》中记载到："取其补火助阳，生精益髓，强筋健骨。"肉苁蓉，《本草求真》中记载："诸书既言峻补精血，又言力能兴阳助火，是明因其气温，力专滋阴，得此阳随阴附，而阳自兴耳。"

温性虽次于热，但也属于阳，使用不当，也能耗津助火，所以阴虚火旺，津液不足，或邪热内盛的病证，忌用温药。又"久食则积温成热"，所以一般不宜久服。

（四）凉

东庵曰："凉者，寒之轻。"其性属阴。凉的主要功能表现在清热、除蒸。

1. 清热 凉药中兼有轻散作用的，多有清散表热的功能。如薄荷，《本草纲目》

云："辛能发散，凉能清利，专于消风散热。"凡风热侵犯卫分，非苦寒所宜，需用辛凉之剂。正如《本草经疏》云："风之所伤，卫气必壅，壅则发热，辛凉解散则表气和，风无所留矣。"

凉药亦有清心、肺、肝、胃等脏腑邪热者，如《药品化义》云："竹茹可去实，凉能去热。"《本经逢原》谓其："专清胃腑之热。"《本草正》云：天花粉"凉心肺，解热渴"。牛黄性凉，《日用本草》谓其："清心化热，利痰凉惊。"

2. 养阴除蒸　热盛多耗阴，只有热退才能保养阴液。张秉成《本草便读》谓：白薇"凉可除蒸"，以其"能清解血分热邪……热退则阴生"，故朱丹溪《格致余论·慈幼论》云："得寒凉则阴易长。"论中谈到干柿时又云："干柿性凉，可为养阴之助。"因此，有些药物同时具备清热与养阴作用，尤以甘凉药中多有这一功能。凉性属阴，容易伤阳寒中，《重订广温热论·时方妙用》云："凉泻太过，克伐元阳。"所以中寒阳虚者慎用。

三、四气的临床应用

运用药物四气治疗疾病，其主要目的在于调整人体阴阳的偏颇，使之恢复相对平衡。中医学认为疾病的发生，是人体阴阳由于某种因素失去平衡协调，从而出现阴阳偏盛偏衰的结果。因此，调整阴阳是治疗疾病的基本法则，正如《素问·至真要大论》所载："谨察阴阳所在而调之，以平为期。"唐宗海在《本草问答》中曾曰："设人身之气，偏盛偏衰则生疾病，又借药物一气之偏，以调我身之盛衰，而使归于和平则无病矣。盖借药物之阴阳以变化人身之阴阳也。"对调治阴阳的意义作了进一步阐述。《素问·调经论》记载"阳虚则外寒，阴虚则内热，阳盛则外热，阴盛则内寒""阳胜则热，阴胜则寒"，从而说明寒和热的病变现象，常是阴阳失衡在病理上的主要反映之一，所以利用药物的寒、热、温、凉，纠正疾病的寒热，正是协调人体阴阳的一个重要治疗法则。

(一) 四气运用的原则

运用药物四气，古人有非常丰富的经验和深刻的论述，《素问·至真要大论》在论述治疗大法时曾曰："寒者热之，热者寒之，温者清之，清者温之。"《本经》则概括为："治寒以热药，治热以寒药。"这是治病的方法，而更重要的是提出了药物四气的运用原则。《本经》所说的"热药"包括热性、温性及燥烈药在内，因热与温同属于阳，其气性是一致的；所说的"寒药"，则包括寒性、凉性及滋润药在内，因寒与凉同属于阴，其性气也是一致的；用寒药所以济其热，热药所以制其寒，通过盛者抑之，虚者扶之的作用而达到调节阴阳的目的，这正是"阳病治阴，阴病治阳"的理论指导下，治疗寒证、热证的一个基本法则，所以《素问·至真要大论》认为"治寒以热，治热以寒"，是不能废弃的墨绳，不可更改的常道，明确指出了药物四气运用原则在临床上的重大意义。如何实施"治寒以热药，治热以寒药"的运用原则，必须通过辨证，因为就病证而言，临床上并不存在单纯的寒证或热证，在药物中也没有通治一切热证的寒药和通治一切寒证的热药。同是寒证或热证，从其病位、病情分析，各有表里、虚实和真假之区别；同一性气的药物，又有五味、归经、升降浮沉等其他药性配伍结合。因此，对于任何一个寒证或热证，首先要做到定表里，别虚实，辨真假，综合分析，明确证候。然后在寒性或热性药物中结合其五味、归经、升降浮沉等药性，针对性地选择相应的药物，才能切中病情取得预期效果。如果不明表里，不知虚实，但执寒药治热证、热药治寒证的定法，则很可能表寒作里治，虚热作实治，从而出现"热之而寒不去，寒之而热犹在"的现象，甚至正如王太仆所云："治热未已，而冷疾已生，攻寒日深，而热病更起，热起而中寒尚在，寒生而外热不除。"这些都是四气运用不当而导致的寒热错杂、正虚邪实的复杂证候，值得临床用药时注意。

（二）四气运用的方法

运用药性寒热温凉治病，最主要的方法有正治、反治和反佐三种。

1. 正治　李杲《医学发明·病有逆从治有正反》云："正治者，以寒治热，以热治寒，直折之也。"用药物性气针对证候的寒热进行正面的治疗，具有相"逆"的含义，即《素问·至真要大论》所谓："逆者正治。"正治法的范围较广，还包括"散者收之，抑者散之，燥者润之……衰者补之，强者泻之"等方法。这里只讨论药物性气的寒热温凉在正治中的运用。根据表里、虚实不同类型的寒证热证，运用药物四气，作针对性的治疗，如表热宜辛凉药，表寒宜辛温药，里热宜辛寒清热，或苦寒泄热，里寒宜甘温或辛热之品，以温里祛寒。对于脏腑病证，由于证候各异，药物归经不同，也当选用相应的药物，以热证来说，肺热常用黄芩、桑白皮；心热常用黄连、竹叶；肝胆热常用龙胆草、夏枯草、栀子；肾热用黄柏，知母；胃热用黄连、石膏；大肠热用败酱草、白头翁；小肠热用木通、灯心草；膀胱热用滑石、猪苓等。以寒证来说，见于肺者宜款冬、百部；见于肾者宜附子、肉桂；见于心者宜苏合香、降香；见于肝者宜吴茱萸、木香；见于脾者宜干姜，白术；在胆者宜姜黄、青皮；在胃者宜高良姜、丁香，在大肠者宜荜茇、肉豆蔻；在小肠者宜茴香；在膀胱者宜乌药、益智等，都是按脏腑经络运用药物寒热之气的实例。张洁古"脏腑虚实标本用药式"可供参考。对于阴虚的热证，阳虚的寒证，《素问·至真要大论》也曾提出颇有指导意义的治疗法则，这就是"寒之而热者取之阴，热之而寒者取之阳"的方法，阴虚之热不是单纯的寒凉药所能治疗，须从益阴着眼，当用甘寒、酸寒之品；阳虚之寒，也非单用温热药所能祛除，须从扶阳着眼，当用甘温之品，甚或以辛热佐之，缪希雍在《本草经疏·十剂补遗》中曰："岂知寒有时而不可以治热，热有时而不可以治寒，何者？阴虚内热，当用甘寒滋肾家之阴，是益水以制火也。设有专用芩、连、栀子苦寒之剂以攻热，则徒败胃气，苦寒损胃而伤血，血愈不足而热愈炽，胃气伤则后天之元气愈无所养，而病转增剧也。阳虚中外俱寒，当以人参、黄芪以益表里之阳气而少佐桂、附以回阳，则其寒自解，是益火以祛寒也。设专用辛热如吴茱萸、干姜、麻黄、葫芦巴、荜茇、胡椒之属以散寒，则辛热走散，真气愈虚，其寒愈甚，王安道所谓辛热愈投而沉寒愈滋也。"深入阐述了对虚热、虚寒证四气运用的特点。这就是《素问·至真要大论》指出的："寒之而热者取之阴，热之而寒者取之阳，所谓求其属也。"以上所述都是寒药治热，热药治寒的常例，在治则中属于正治法的范围。

2. 反治　药物四气的运用，还有"热因热用，寒因寒用"的方法。这种方法属于反治法的范围，主要适用于"寒极反热"或"热极反寒"而出现"真寒假热"或"真热假寒"的危重证候。所谓"热因热用"，就是用热性药治疗真寒假热的病证，里寒盛而外见假热，决不能见热治热而误用寒性药物，必须用大剂甘温辛热之剂，如人参、附子、肉桂之类，温其真阳，祛其里寒，则虚阳内敛，假热自退。所谓"寒因寒用就"而用热性药物，必须用大剂辛寒、苦寒之品，如石膏或大黄之类清其在里之邪热，则被郁之阳气外达，假寒自除。这种方法从表象来看，似乎不同于"以寒治热，以热治寒"的正治法，故谓之"反治"；所用药物之性能与证候的表象又有相从的现象，因而亦称"从治"。但是，根据病的本质来说，仍然是用热性药治里寒，用寒性药治里热的治本之法，所以周学海认为"就其假者而言之，则谓之'反'，就其真者而言之、则犹是'正'也"，因此，明察病情，辨其真假，是正确运用四气的重要环节。

3. 反佐　明·盛寅《医经秘旨》云："阴阳格拒，药用反佐。"十分简要地指明了反佐法的适应证是"阴阳格拒"的证候。这类证候是由于阳气或阴气太盛而导致"阴阳之气不相入"，故单用寒药以治其里热，或单用热药以制其里寒，往往产生寒热格拒，或吐或呕，汤药不能入腹的现象。对于这类病证，《素问·五常政大论》提出了一个颇有指导意义的治疗法则，即"治热以寒，温而行之；治寒以热，凉而行之"的方法，也就是《素问·真要大论》所谓"热因寒用，寒因热用，其始则同，其终则异"的反佐法。对于这种治法的机理，叶天士曾加以阐述曰："若热极用寒药逆治，则格拒而反甚，故少加热药为引导，使无格拒，直入病所；用热药治寒病，少加寒药，以顺其病气而无格拒，使之同气相求，谓之从治。"由此可知，反佐法是在反治法基础上加上同气相求的药物以为引导的变通治法，如《伤寒论》治"少阴病……厥逆无脉，干呕而烦者"，用白通汤加人尿、猪胆汁反佐以取之。又如胃热呕吐，寒药入口即吐，则以姜汁少许为引，或用姜制黄连以为反佐。张介宾《类经·论治类》云："寒药热用，借热以行寒，热药寒用，借寒以行热，是皆反佐变通之妙用，盖欲因其热而利导之耳。"以上是用药物配伍的反佐法。此外，在服药方法上，采用热药冷服，寒药热服，也是反佐法之一种。《本草纲目》曰："凡用乌、附药，并宜冷服者，热因寒用也。盖阴寒在下，虚阳上浮，治之以寒，则阴气益甚而病增，治之以热，则格拒而不纳，热药冷饮，下咽之后，冷体既消，热性便发，而病随愈，不违其情，而致大益，此乃治之妙也。"这种"佐以所利，和以所宜"的方法，始同终异，从而达到"可使气和，可使必已"的目的。

总之，药物四气的运用，既有一定原则，又须因证施用。微者逆之，用正治法；甚者从之，用反治法；阴阳格拒，反佐以取之。掌握这三个基本治法，始能得其要领，使四气运用得当。在临床运用中，尚有同气药复合使用和寒热同用，温凉并施等方法，以及用炮制方法改变药物性气，以适应不同病证，提高疗效。

四、四气的现代研究

随着现代科学技术的不断进步和发展，人们对四气的研究不断深入，包括了物质基础研究、药理研究、热力学研究等，系统药理学、转录组学、代谢组学等最新方法也不断地融入，取得了一定的进展，针对中医临床寒热病证的表现与机体各系统功能活动变化的关系，对中枢神经系统、自主神经系统、内分泌系统、能量代谢等方面的影响具有一定规律性。主要表现如下：

（一）寒凉药的现代研究

1. 抑制作用 寒凉药物对于病理性功能亢进的系统有多方面的抑制作用。对于热证患者伴有精神振奋、语言声粗，小儿高热时甚至可致惊厥，寒凉药对中枢神经系统呈现抑制性作用，可使动物脑内多巴胺、β - 羟化酶活性降低，而 NE 合成抑制，含量降低，热证患者伴有自主神经功能紊乱方面的症状，主要表现为面红目赤、口渴喜饮、小便短赤、大便秘结等。根据热证患者的唾液分泌量、心率、体温、呼吸频率、收缩压和舒张压六项定量指标制定自主神经平衡指数。临床观察到热证患者伴有自主神经平衡指数偏高，即交感神经 - 肾上腺系统功能偏高，热证或阴虚证患者基础代谢偏高。长期给予动物寒凉药可使其甲状腺、肾上腺皮质、卵巢等内分泌系统功能受到抑制，使体内促甲状腺激素（TSH）减少，抑制甲状腺激素的分泌，减少耗氧，降低血糖，并使血清 T3、T4 值明显下降，同时抑制 $Na^+ - K^+ - ATP$ 酶的活性，减少产热。

2. 抗炎 如清热解毒药金银花、连翘、大青叶、板蓝根、野菊花、白头翁、贯众等，以及辛凉解表药菊花、柴胡、葛根、薄荷、桑叶等，具有抗菌、抗病毒、抗炎、解热等多种与抗感染相关的药理作用。研究表明常用清热解毒药（如金银花、山银花、忍冬藤、连翘、黄连、栀子、穿心莲、蒲公英、玄参、白头翁、仙鹤草）可抑制 NF - κB，MAPK，JAK - STAT 等信号通路发挥抗炎作用。部分寒凉药还具有增强机体免疫功能的作用，能增强巨噬细胞的吞噬能力，加速病原微生物和毒素的清除。

3. 抗肿瘤作用 在临床治疗恶性肿瘤的中药中，寒凉性的清热解毒药所占的比例较大，如典型的清热解毒药苦参、黄芩、白花蛇舌草、半枝莲，通过分泌型糖蛋白/β - 链蛋白（β - catenin），磷脂酰肌醇 - 3 - 羟激酶（phosphoinositol - 3 - kinase，PI3K）/蛋白激酶 B（protein kinase B，Akt），刺猬信号通路（Hedgehog 信号通路）途径，对肿瘤细胞的增殖、侵袭和转移及血管生成起到抑制作用，并可减轻或消除化疗耐药性，抑制肿瘤细胞增殖和诱导肿瘤细胞凋亡，达到对抗肿瘤细胞生长的效果。

4. 降血糖作用 中医认为热毒蕴结是糖尿病发生发展的重要病理机制之一，在辨证论治的基础上，使用清热解毒法能有效治疗糖尿病。寒凉性的清热解毒中药如黄连、桑叶、翻白草能通过保护胰岛细胞，改善胰岛素作用环境，调节糖脂代谢，调节胰高血糖素样肽 - 1（GLP - 1）、炎症因子和肠道菌群等以降低血糖。

（二）温热药的药理作用

中医寒证患者的临床表现有畏寒肢冷、口淡不渴、喜温、面色青白、小便清长、大便清稀、咳痰、流涕清稀色白、身体局部冷痛得热则减、舌淡、苔白、脉迟。中医寒证临床症状常见于西医学各种原因所致的低血压、某些心血管系统疾病、慢性消耗性疾病后期、内分泌功能减退性疾病、营养不良、体质衰弱。温热药的药理作用大多表现为兴奋性。温热药的药理作用能纠正多个系统的功能低下状况，使之趋于或恢复正常。有以下几方面：

1. 兴奋作用 部分寒证患者常有精神疲倦、安静、声不高亢，表现为中枢受抑状态。经温热药物治疗或热证患者经寒凉药物治疗后，虚寒证时脑内各级 NE 神经元递质的合成与释放减少，而 5 – HT 各级神经元递质的合成与释放增多，同时在垂体及肾上腺内也有一致的变化。部分温热药如附子、干姜、肉桂等药，可兴奋交感 – 肾上腺系统，提高细胞内的 cAMP 水平，使异常的 cAMP/cGMP 的比值恢复正常，并使脑内多种兴奋性递质肾上腺素（Ad）、多巴胺（DA）、DβH 的含量增高。兴奋心血管系统：温热药如附子、乌头、麻黄、细辛等。可增强心肌收缩力、正性肌力、正性频率，收缩外周血管，升高血压。促进能量代谢：温热药如人参、鹿茸、何首乌、肉桂、麻黄等，可通过调节垂体 – 甲状腺轴功能和细胞膜钠泵（$Na^+ – K^+ – ATP$ 酶）活性，纠正寒证（阳虚证）异常的能量代谢；促进甲状腺激素的分泌，使 $Na^+ – K^+ – ATP$ 酶的活性回升，使产热增多；促进糖原分解，升高血糖。此外，补益温热药如仙茅、肉苁蓉、菟丝子等均能显著地升高小鼠红细胞膜钠泵的活性，使接近正常人水平。

2. 促进内分泌 一些温热药可增强下丘脑 – 垂体 – 性腺轴、肾上腺皮质轴、胸腺轴等内分泌系统功能，激活肾上腺释放皮质激素，兴奋性腺，促性激素样作用。活血化瘀中药（如姜黄、川芎、红花、延胡索、乳香）对寒凝血瘀证大鼠模型血清 T4、NE、孕酮具有明显的组群特征性调控作用，可促进机体甲状腺 – 肾上腺 – 性腺轴功能，增强内分泌系统功能，调整寒凝血瘀证机体基础代谢和内分泌系统低下的病理状态。

3. 抗炎、抗菌 常用温、热药如肉桂干姜、丁香所含活性单体具有抗炎、抗菌作用可抑制白介素 – 1（IL – 1）等，治疗非感染性炎症。肉桂、姜黄二药既可通过抑制或杀灭细菌、病毒乃至真菌，治疗感染性炎症；亦可通过抑制核因子 – κB（NF – κB）、丝裂原活化蛋白激酶（MAPK）等信号通路降低 IL – 1、肿瘤坏死因子 α（TNF – α）、前列腺素 E2（PGE2）等炎症因子水平，治疗非感染性炎症。

第三节 五味理论概要

一、五味的含义及历史演变

五味的本义是指口尝辛甘苦酸咸五种直接感知的真实滋味，更主要是用于反映在补泻敛散等方面的特征性。五味作为药性理论最早见于《黄帝内经》《神农本草经》中。《神农本草经》序例曰："药有酸、咸、甘、苦、辛五味。"此即药性五味的内容。但《本经》及诸家本草中，尚有"淡""涩"二味，如《素问·至真要大论》论五味阴阳之用，有"淡味渗泄为阳"；《日华子本草》述药物性味有"石胆味酸涩""蔷薇根味苦涩"等。如上所述，则药味之数已超五数，而仍称五味者，是与五行学说相配属有关。如《素问·阴阳应象大论》有"木生酸""火生苦""土生甘""金生辛""水生咸"即是其例。李时珍、徐大椿曾对药性五味不言淡、涩，分别提出各自的见解。李时珍在《本草纲目》序录中引王好古之言以注五味曰："本草五味不言淡，何也？淡附于甘也。"徐大椿在《神农本草经百种录》矾石条注曰："矾石味涩而云酸者，盖五味中无涩，涩即酸之变味；涩味收敛，亦与酸同。"李、徐两氏之说，可作药性之味虽超五数而仍称"五味"之解释。

五味的产生，首先通过口尝，即用人的感觉器官辨别出来的，它是药物真实味道的反映。但五味更重要的是通过长期的临床实践观察，不同味道的药物作用于人体，产生不同的反应，获得不同的治疗效果，从而总结归纳出五味的理论。换句话说，五味不仅仅是药物味道的真实反映，更重要的是对药物作用规律的高度概括。五味的实际意义，一是标示药物的真实滋味，二是提示药物作用的基本范围。

五味理论从古至今经过长期的演变，在中医中药学中发挥着举足轻重的作用。《黄帝内经素问》从人类日常食用的食物的味道角度出发，最早提出了五味的概念，并在《素问·六节藏象论》中描述道："天食人以五气，地食人以五味。"关于五味的起源与发展，中国中医科学院张卫等人对其进行了考证和划分，认为春秋至西汉是其起源、奠基期，东汉至五代是发展时期，宋代至元代是"五味"理论系统的完整体系的形成期。纵观历代的本草著作，我们可以发现，宋代之前，医药学者一般以口尝草药的真实味道作为药物的五味。我国现存最早的本草著作《神农本草经》记载着："药有酸、甘、咸、苦、辛五味。"本草学发展史上有着深远影响的《本草经集注》中也记载道："药有酸、咸、甘、苦、辛五味，又有寒、热、温、凉四气。"这两本大型本草著作皆是以口尝的方式作为药味的判别手段，是以中药真实味道来标注药物的五味，即药物的自然属性。北宋中前期依旧是用中药真实五味来标注药物五味，但是开始指出不同药物品种和药用部位味道有所区别，譬喻《开宝本草》《嘉祐本草》和《本草图经》这三本书都是仅仅是将他们之前的主流本草所记录的大部分草药的药味基本保留，只对草药的不同基原和不同药用部位的药味进行了补充。《本草图经》更是指出可以用药味来区分药物原产地，而被称为中国史上第一部药典的《经史证类备急本草》，集宋以前本草学之大成，汇总之前全部本草学大家的著作中的药味，对前代本草著作中所记载的中药五味起到一个整理、传承的作用，成为后世研究本草学的重要文献。北宋后期开始，这种趋势慢慢开始发生变化，本草作品中逐渐开始出现药物功效反推药物药味。寇宗奭编著《本草衍义》首次明确地从功效反推其药味，例如该书中认为旋覆花具有走散的功效，将其药味增加了辛味，但该书大部分药味沿用之前口尝得出的结果。南宋王继先等人编著《绍兴校订经史证类备急本草》中将绝大部分的药材都是通过用功效来反推其药味，值得注意的是该书中只有少量的药物的药味是通过口尝的方式获得。金、元时期是药味理论发展的鼎盛时期。这时期代表作《汤液本草》中药味与功效之间的关系被广泛建立起来，将33味药物进行了药味与功效进行了相关性的讨论。明代著名的本草典籍《本草纲目》中共收录了1892种药物，对于药物药味的标注中将不同医家的见解一一列出。

综上所述，中药五味描述中包含真实滋味和功效关联两种含义，同一味中药可同时兼有两种以上的药味，中药的复杂化学物质决定了中药性味具有多元性。

二、五味的功能

五味之名，虽载于《本经》，而五味的作用则见于《黄帝内经》，如《素问·脏气法时论》："肝苦急，急食甘以缓之。心苦缓，急食酸以收之。脾苦湿，急食苦以燥之。肺苦气上逆，急食苦以泻之。肾苦燥，急食辛以润之，开腠理，致津液，通气也。"《素问·至真要大论》记载："辛甘发散为阳，酸苦涌泄为阴，咸味涌泄为阴，淡味渗泄为阳。六者或收或散，或缓或急，或燥或润，或软或坚，以所利而行之，调其气使其平也。"这些论说，简要地解释了药性五味的作用，长期指导着临床用药。清代汪昂《本草备要》，据上述之义，更明确地归纳为："凡药酸者能涩、能收；苦者能泻、能燥、能坚；甘者能补，能和、能缓；辛者能散、能润、能横行；咸者能下、能软坚；淡者能利窍、能渗泄。此五味之用也。"现代诸家解释本草药性五味的作用，仍按上述的精神进行阐述。

（一）辛味

能散，有散邪、散结之义。散邪，散在表的六淫之邪，以解除表证，如麻黄、薄荷等。散结，散气结、痰结，以消梅核气、痰核、瘰疬诸证，如半夏、天南星等。

能行，有行气、行血之义。行气，行气滞，散郁结，以减轻或消除胸腹胁肋胀满疼痛之感，如木香、香附等。行血，行瘀活血以消痈、通经、止痛，如川芎、乳香等。

此外，有些味辛而香气浓烈之药，其性走窜，能开窍醒神，亦属"行"的作用，如麝香、冰片等。

能润，有润燥之义。"辛润"之说，出自《素问·脏气法时论》："肾苦燥，急食辛以润之，开腠理，致津液，通气也。"而对"辛润"之理解，则众说不一，多理解为益气止汗作用，如《注解伤寒论》释栀子干姜汤中用干姜之义，曰："辛以润之，干姜之辛以益气。"释柴胡桂枝干姜汤，曰："辛以润之，干姜之辛，以固阳虚之汗。"按《素问》原意，理解为促进气化以敷布津液而润燥，如《素问玄机原病式》曰："辛热之药，能开发肠胃郁结，使气宣通，滋湿润燥，气和而已。"《兰室秘藏·大便燥结门》云："如少阴不得大便，以辛润之。"《类经》曰："肾为水脏，藏精者也，阴病者苦燥，故食辛以润之。盖其能开腠理致津液者，以辛能通气也。水中有真气，唯辛能达之，气至水亦至，故可以润肾之燥。"理解为药物本身所具有的作用，如李时珍在《本草纲目》中直接谓味甘辛的柏子仁能"润肾燥"，并在其发明项中载："柏子仁性平而不寒不燥，味甘而补，辛而能润，其气清香，能透心肾、益脾胃，盖仙家上品药也，宜乎滋养之剂用之。"缪希雍在《本草经疏》菟丝子条，既曰："五味之中，唯辛通四气，复兼四味。"《内经》曰："肾苦燥，急食辛以润之，菟丝子之属是也。与辛香燥烈之辛，迥乎不同矣。"理解为滋阴降火药的疗效，如张洁古《医学启源·用药备旨》曰："肾苦燥，急食辛以润之，黄柏、知母。"

上述"辛润"之义，也多为理论上之阐述，虽举有药物为例，但为数极少，远不如"辛散""辛行"举例之药众多而有普遍意义。

（二）甘味

能补，有补虚之义。补气、补血、补阴、补阳等补虚药，多为甘味，或兼有甘味，如人参、黄芪、当归、热地、麦冬、黄精、肉苁蓉、胡桃肉等。

能缓，有缓急之义，分缓和躁急、缓解挛急、缓急止痛，治脏躁、筋脉挛急、脘腹虚痛等，皆用甘草、大枣、蜂蜜、饴糖等甘味浓厚之药。

能和，有和中与和诸药之性二义。前者为调脾胃而护胃气；后者为缓和药物偏胜之性，以免有伤正之弊。如《汤液本草·东垣先生用药心法》："凡用纯寒、纯热药，必用甘草，以缓其力也。寒热相杂，亦用甘草，调和其性也。"故汗、下、温、清、补、消诸方中，常用甘草、大枣等味甘之药，即是此义。此外，尚有"味甘能润"之说，简称"甘润"。味甘之药有润燥的作用，在本草方书中屡有所见，如《别录》谓麦门冬"疗口干燥渴"，《日华子本草》谓玉竹"润心肺"，肉苁蓉"润五脏"。成无己注《伤寒论》麻仁丸"麻子之甘，缓脾而润燥"，张洁古谓地黄"除皮肤燥"，李时珍谓天门冬"润燥滋阴"，蜂蜜"润脏腑"。清代尤在泾在《医学读书记·静香楼医案》第十六条中，有"甘润生阴"之论，其所用药物，则有天冬、熟地黄等味甘质润之药。可见"味甘能润"之说，是有所根据的，也可以说"甘润"一词，是出自尤在泾著作之中。

（三）苦味

能燥，有燥湿之义。《素问玄机原病式》曰："苦能燥湿。"故湿盛诸证，多主以苦味之药，如湿热证，用苦寒的黄连；寒湿证，用苦温的厚朴。

能泄，有药性向下发挥作用之义，如《注解伤寒论》："厚朴之苦，下结燥。"《医学入门》曰："苦泄，能泻其上升之火也。"《医学发明》曰："浊气不降，以苦泄之。"《汤液本草》曰："苦以泄滞。"诸家之论，皆反映出苦味能泄的作用。据上所述，结合药性和实际应用，苦泄尚可进一步分为降泄、清泄、通泄，如杏仁降泄肺气以平喘，栀子清泄心火以除烦，大黄通泄肠腑以祛积滞。

能坚，有坚阴之义。坚，固也，坚阴即固阴，具体地说，是固肾阴。若肾阴不足，阴中之邪火偏亢，用苦寒归肾经之药，如黄柏、知母，泻邪火而固肾阴。如《本草备要》曰："苦能泻热而坚肾，泻中有补也。"由此可知，"苦坚"的作用，不是每味苦味药本身所特有，而是苦味性寒之药，清邪热，固阴液而实现的。

（四）酸味

能收，有收敛之义，即收敛耗散之正气及收敛津液的作用，如成无己在《注解伤寒论》中对小建中汤、芍药甘草汤、黄连阿胶汤中所用芍药，分别注解为"芍药之酸，以收正气""芍药之酸，收敛津液而益荣""芍药之酸，收阴气而泄邪热"。李杲《内外伤辨惑论》对参术调中汤注云："五味子之酸，收耗散之气，止咳嗽。"故久咳肺气耗散，或多汗不止等证，可用收敛之药，如五味子、诃子、乌梅、白芍等。

能涩，有止涩之义，即涩精、涩肠的作用，如《汤液本草》："山茱萸之涩以收其滑。"《本草纲目》曰："赤石脂，其性涩，涩而重，故能收湿、止血而固下。下者，肠澼泄痢，崩带失精是也。"故滑精、遗尿、久泻、久痢、崩漏、带下及脱肛、子宫下垂等，可用止涩之药，如芡实、金樱子、禹余粮、赤石脂等。

（五）咸味

能软，即软化坚结之义，如《汤液本草》曰："牡蛎，咸为软坚之剂。以柴胡行之，故能去胁下之硬。以茶引之，能消结核。"故痰瘀相结，胁下硬痛，瘰疬结核，睾丸肿硬，常用牡蛎、昆布、海藻等。

能下，即咸寒之药，能"燥屎，逐结热"（《注解伤寒论》大承气汤注），以治大便燥结不通，常用药如芒硝等。

此外，涩味的作用，参见酸味，淡味能利，能渗。《药品化义·辨药八法》云："淡味渗泄，利窍，下行。"《本草备要》云："淡者能利窍，能渗泄。"即能利下窍，渗泄水湿，通利小便之义，常用药如茯苓、猪苓等。

三、五味的临床应用

五味结合四气，才能完整地认识药性、运用药性，并在阴阳、五行的理论指导下，联系脏腑以说明五味运用的宜忌。

明代缪希雍谓"物有味必有气，有气斯有性"，强调了药性是由气和味共同组成，《本草纲目·序例》记载："夫药有温凉寒热之气，辛甘淡酸苦咸之味也。一物之内，气味兼有；一药之中，理性具焉。或气一而味殊；或味同而气异。"《本草经疏》亦谓："药有五味，中涵四气，因气味而成其性。"这说明药物的味同气不同，或气同味不同，其作用就有差异。一般来讲，气味相同，作用可能相近，如辛温的药物多具有发散风寒的作用，甘温的药物多具有补气、助阳的作用。有时气味相同、又有主次之别，如黄芪甘温，偏于甘以补气，锁阳甘温，偏于温以助阳。气味不同，作用有别，如黄连苦寒，党参甘温，黄连功能清热燥湿，党参则补中益气。而气同味异，味同气异者其所代表药物的作用则各有不同，如麻黄、苦杏仁、大枣、乌梅、肉苁蓉同属温性，由于五味不同，故麻黄辛温散寒解表、苦杏仁苦温下气止咳、大枣甘温补脾益气、乌梅酸温敛肺涩肠、肉苁蓉咸温补肾助阳；再如桂枝、薄荷、附子，石膏均为辛味，因四气不同，又有桂枝辛温解表散寒、薄荷辛凉疏散风热，附子辛热补火助阳、石膏辛寒清热泻火等不同作用。故五味必须与四气相结合来认识药性，才能准确地发挥其作用，如味辛者能散，麻黄味辛性温，则能散风寒；薄荷味辛性凉，则能散风热。味甘者能补，黄芪味甘性温，能补中气；石斛味甘性寒，能养胃阴。味苦者能燥，厚朴味苦性温，能燥脾胃寒湿；黄连味苦性寒，能清胃肠湿热。由此可见，药物的气味所表示的药物作用以及气味配合的规律是比较复杂的，因此，既要熟悉四气五味的一般规律，又要掌握每一药物气味的特殊治疗作用以及气味配合的规律，这样才能很好地掌握药性，指导临床用药。

五味还可与五行配合与五脏联系起来，如《素问·五脏生成》篇曰："心欲苦，肺欲辛，肝欲酸，脾欲甘，肾欲咸，此五味之所合也。"《素问·宣明五气》曰："酸入肝（属木）、苦入心（属火）、甘入脾（属土）、辛入肺（属金）、咸入肾（属水）。"即作了概括的说明，以五行学说将五味与五脏相联系，以说明其主要适应范围，作为运用五味作用的指归，五味有各自的作用，用之得当，能补虚扶弱，祛邪愈疾。若有所偏嗜，或用之太过，则会起相反作用，故张隐庵谓："五味所以养五脏之气者也，病则气虚，故无令多食，盖少则补，多则反伤其气。"但这仅是一般的规律，并不是一成不变的，如黄柏味苦、性寒，作用是得肾火而不是泻心火；枸杞子味甘，作用是补肝肾而不是补脾土等，因此不能机械地看待。

四、五味的现代研究

现代研究认为，药味与所含化学成分有一定的规律性，产生固有的药理作用，从而调节人体阴阳，固本祛邪，清除疾病，五味作为中药理论的重要组成部分是有一定科学性的。

（一）辛味药

辛味，有发散、行气、行血或润养的作用。辛味药中性温热者占大多数，辛味药主入肝、脾、肺经。一般用于治疗表证的药物，如麻黄、细辛或治疗气滞血瘀的药物如木香、红花等都有辛味。据统计，辛味在解表、祛风湿、芳香化湿、温里、理气、开窍药中占多数，在活血化瘀及化痰药中亦占有一定的数量。辛味药的化学成分以挥发油为最多，其次为各种苷类及生物碱等。在药理作用方面，辛味药有解热、发汗、镇静、镇痛、中枢兴奋作用，对消化系统和心血管系统的调节作用。现代药理作用主要有以下几个方面：

1. 发汗、解热作用　辛味药如麻黄、桂枝、生姜、薄荷等所含的挥发性成分能兴奋中枢神经系统，扩张皮肤毛细血管，促进微循环，兴奋汗腺使汗液分泌增加，从而起到发汗、解热作用。

2. 抗菌、抗病毒、抗炎作用　辛味药如麻黄、桂枝、防风、细辛、金银花、连翘、柴胡等有较好的抗菌、抗病毒、抗炎作用，对多种细菌、病毒等微生物有显著的抑制作用，对多种实验性炎症也有很好的抗炎作用。

3. 调节胃肠平滑肌运动　理气药的行气消胀功效与其对胃肠平滑肌的调节作用是有密切关系的，如陈皮、青皮、厚朴、木香、砂仁等能调节胃肠道平滑肌，降低肠管紧张性，缓解痉挛；枳实、大腹皮、乌药、佛手等则能兴奋胃肠道平滑肌，使紧张性提高，胃肠蠕动增强而排出肠胃积气。这些药物对于胃肠平滑肌运动可能存在双重调控作用，利于缓解呕吐、腹泻、腹胀、便秘等脾胃气滞症状。

4. 改善血流动力学和血液流变学，抗血栓形成　丹参、川芎、益母草等辛味药具有较好的扩张血管作用，能扩张冠状动脉、脑动脉或外周血管，缓解组织的缺血缺氧通过多种途径减少血栓形成。现代药理研究表明，益母草具有溶栓、抗凝、降脂、降血黏度、降低红细胞聚集、抑制血小板聚集、改善微循环、抗氧自由基和减少细胞内钙超载等药理作用。

5. 平喘作用　麻黄、杏仁、苏子、陈皮、厚朴等辛味药有显著的平喘作用，能抑制支气管平滑肌痉挛、缓解哮喘症状的作用。

（二）甘（淡）味药

甘（淡）味药其主要药理作用是对免疫系统、神经系统、内分泌系统、血液系统及代谢的影响有以下几个方面：

1. 调节免疫功能　大量研究表明黄芪、人参、党参、当归、灵芝、黄精、枸杞子、刺五加、茯苓等甘味药对机体的免疫功能有较好调节作用，能不同程度地增强非特异性免疫或特异性免疫，提高人体的抗病能力。其增强非特异性免疫功能是通过增加中性粒细胞数，增强巨噬细胞吞噬功能；诱导免疫因子的生成；强特异性免疫功能是通过细胞免疫、体液免疫功能增强，促进淋巴细胞转化等

2. 增强肾上腺皮质功能　补气药人参、黄芪、白术、刺五加、甘草，补血药当归、何首乌、熟地黄，补阴药生地黄、玄参、知母，补阳药鹿茸、杜仲、淫羊藿、肉苁蓉、仙茅等甘味药均有增强下丘脑 – 垂体 – 肾上腺皮质功能的作用调节内分泌系统功能。

3. 调节物质代谢　人参、鹿茸、刺五加、黄芪、淫羊藿等能调节促进核酸代谢和蛋白质合成；黄芪、党参、甘草等可以提高组织中 cAMP 的含量，从而影响细胞代谢和功能，增强细胞活力。

4. 增强造血功能　人参、黄芪、当归、党参、熟地黄、灵芝、茯苓、刺五加、淫羊藿、冬虫夏草、何首乌等甘味药能显著刺激骨髓造血功能，增加外周血细胞数量。有研究表明，人参对骨髓造血功能具有有保护和提高的作用，增加贫血动物红细胞、白细胞和血红蛋白含量，促进骨髓细胞的有丝分裂、刺激骨髓的造血功能而增强造血功能的。

5. 改善性功能　鹿茸、淫羊藿、肉苁蓉、黄狗肾、冬虫夏草、刺五加等甘味药具有雄性激素或雌性激素样作用，能促进前列腺、精囊、睾丸的生长，增加血浆睾酮含量，兴奋性腺轴功能，改善性功能，提高生殖能力。

6. 解毒作用　甘草酸在肝脏分解为甘草次酸和葡萄糖醛酸，后者与毒物结合而解毒；甘草次酸有肾上腺皮质激素样作用，能提高机体对毒物的耐受力；甘草酸锌可通过诱导金属硫蛋白（MT）降低顺铂毒性。

7. 解痉、镇痛、镇静作用　代表药物有甘草、白芍、当归等对乙酰胆碱、氯化钡、组胺等引起的肠管痉挛性收缩有解痉作用。当归中所含的挥发油及阿魏酸具有抑制子宫平滑肌收缩作用，对痛经患者有止痛作用，当归水提物对腹腔注射醋酸引起的小鼠扭体反应也有明显的抑制作用。

8. 利尿作用　主要是淡味药，如茯苓、猪苓、泽泻、萹蓄、金钱草等均具有显著的利尿作用，四环三萜类和甾体类化合物是其利尿的活性成分，这两类化合物具有与醛固酮及其拮抗剂相似的结构，可通过竞争醛固酮受体来抑制肾小管不同部位的重吸收，

使水的重吸收受到抑制，从而增加排尿量，这也是淡味药利水渗湿功效的药理学基础。

（三）酸（涩）味药

酸味药大多含有酸性成分如枸橼酸、苹果酸、抗坏血酸等，涩味药主要含有鞣质。酸涩药的药理作用主要有以下几个方面：

1. 止泻、止血 酸涩药诃子、石榴皮、五倍子、儿茶、金樱子等含有较多的鞣质，鞣质能与黏膜的组织蛋白结合，生成不溶于水的鞣酸蛋白，沉淀或凝固于黏膜表面形成保护层，从而减少有害物质对肠黏膜的刺激，起到收敛止泻作用；若鞣质与出血创面接触，鞣质与血液中的蛋白结合形成鞣质蛋白而使血液凝固，堵塞创面小血管，或使局部血管收缩，起到止血、减少渗出的作用。

2. 抗菌和抗炎作用 五味子、石榴皮、乌梅、五倍子、马齿苋、白矾、儿茶、金樱子等中药所含的有机酸和鞣质有一定的抗菌活性，对于金黄色葡萄球菌、链球菌、伤寒杆菌、痢疾杆菌及一些致病性真菌具有抑制作用

3. 镇咳、镇静、安神作用 五味子、乌梅、诃子、罂粟壳等酸涩药有显著的镇咳作用，用于久咳不止有较好效果；五味子、酸枣仁、诃子、罂粟壳等对于神经系统有明显的镇静、催眠作用，能减少动物的自主活动，抗惊厥，助动物睡眠并延长睡眠时间。

4. 减少肠蠕动 诃子、罂粟壳、乌梅等酸味药能减轻肠内容物对于神经丛的刺激作用，降低小肠、结肠蠕动，缓解腹泻、腹痛等临床症状，

5. 抑制蛔虫 酸味药乌梅、石榴皮等可使蛔虫麻痹，活动抑制而被动排出。

（四）苦味药

苦味以含生物碱和甙类、挥发油成分等为主，其药理作用主要有以下几个方面：

1. 抗菌、抗病毒作用 黄连、黄芩、黄柏、连翘、板蓝根、贯众、穿心莲、蒲公英等为数众多的苦味药具有广泛的抗致病性细菌、真菌、病毒作用，对于病原微生物的抑制作用。

2. 抗炎作用 大黄、黄连、黄芩、连翘、龙胆草、苦参、白鲜皮、柴胡等苦味药都有抗炎作用，能抑制多种原因引起的小鼠耳郭及大鼠足肿胀，抑制醋酸诱导的小鼠腹腔毛细血管通透性。

3. 通便作用 大黄、虎杖、芦荟、番泻叶、生首乌等苦味中药所含的结合型蒽醌甙，以及其他苦味中药中所含的牵牛子甙、芫花萜等，能刺激大肠黏膜下神经丛，使肠管蠕动增强而促进大便排出。

4. 止咳平喘作用 苦杏仁、桃仁、半夏、桔梗、柴胡、川贝母、百部等苦味药能抑制咳嗽中枢，有镇咳作用。麻黄、苦杏仁、款冬花、浙贝母等能扩张支气管平滑肌，具有平喘作用。缓解咳嗽、哮喘作用是苦味药降泻肺气功效的药理学基础。

（五）咸味药

咸味药的药理作用有以下几个方面：

1. 抗增生作用　水蛭、虻虫、穿山甲、土鳖虫、鳖甲、白花蛇、夏枯草、玄参等咸味中药具有抗癌细胞增殖或抗结缔组织增生的作用。

2. 抗甲状腺肿大作用　海产类咸味中药如昆布、海藻、海蛤壳、海浮石等富含碘，对缺碘造成的单纯性甲状腺肿大具有防治作用。

3. 镇静、抗惊厥作用　牛黄、全蝎、地龙、琥珀、僵蚕、水牛角、蜈蚣、玄参、磁石等具有咸味的中药，尤其是动物类药材，具有良好的镇静、抗惊厥作用。

4. 改善性功能　鹿茸、蛤蚧、海马、黄狗肾等咸味动物药具有显著的性激素样作用，能改善性功能。

第四节　升降浮沉理论概要

一、升降浮沉的含义及历史演变

升降浮沉是表示药物对人体作用的不同趋向性。升，即上升提举，趋向于上；降，即下达降逆，趋向于下；浮即向外发散，趋向于外；沉，向内收敛，趋向于内。升降浮沉是指药物对机体有向上、向下、向外、向内四种不同作用趋向，是与疾病所表现的趋向性相对而言的，如疾病在病势上常常表现出向上（如呕吐、呃逆、喘息）、向下（如脱肛、遗尿、崩漏）、向外（如自汗、盗汗）、向内（表证未解而入里）；在病位上则有在表（如外感表证）、在里（如里实便秘）、在上（如目赤肿痛）、在下（如散水、果用）等。因某些药物能够改善病情或消除病证，相对来说也就分别具有升降浮沉的作用趋向了。其中，升与降，浮与沉是向对立的，而升与浮，沉与降，既有区别，又有交叉，难以截然分开，在实际应用升与浮，沉与降又常相提并论。按阴阳属性区分，则升浮属阳，沉降属阴。升降浮沉表明了药物作用的定向概念，也是中药性能理论的重要组成部分。

升降浮沉的药性理论，从萌发到形成也经历了一个漫长的历史过程。类似升降浮沉的概念，早在《黄帝内经》已有论述。《素问·六微旨大论》在论述自然界"生化极变"时认为："夫物之生从于化，物之极由乎变，变化之相搏，成败之所由也。"并进一步指出："出入废则神机化灭；升降息则气立孤危。故非出入，则无以生长壮老已；非升降，则无以生长化收藏。是以升降出入，无器不有。故器者，生化之宇……故无不出入，无不升降……四者之有，而贵常守，反常则灾害至矣。"这里指出了"升降出入"是宇宙间各种事物运动变化的普遍形式，对于人体的气机运动来说，必须保持正常的升降出入，如果失常，则会产生疾病。《素问·阴阳应象大论》曰："清阳出上窍，浊阴出下窍；清阳发腠理，浊阴走五脏；清阳实四肢，浊阴归六腑。"这里论述了人体内清阳、浊阴之气的正常运动规律，如果这种运动规律失常，则会产生疾病。故论述中还指出："清气在下，则生飧泄；浊气在上，则生䐜胀。"与阴阳清浊之气升降失常，就必须采用相对应的方法来调节治疗。故又曰："其高者，因而越之；其下者，引而竭之；中满者，泻之于内。其有邪者，渍形以为汗；其在皮者，汗而发之；其剽悍者，按而收之；其实者，散而泻之。"其中的"越之""竭之""泻之于内""汗而发之""按而收之""散而泻之"，这些治法已经包含了药物趋向性能的初步概念。该篇在论述"气味阴阳"在人体的运行规律和作用时说："阴味出下窍，阳气出上窍。味厚者为阴，薄为阴之阳。气厚者为阳，薄为阳之阴。味厚则泄，薄则通，气薄则发泄，厚则发热。"用气味厚薄来概括其对机体的作用，其中已含有趋向性能的意义。汉、晋、隋、唐朝时期，药物的升降浮沉性能已在临床实践中得到应用。

宋代理学盛极一时，周敦颐、张载、程颢、程颐、朱熹等哲学大师都对《周易》有深入的研究和阐发，他们对中医药理论的发展影响较大，其中关于升降理论有颇多论述，如《张子正蒙》提出"太和所谓道，中涵浮沉、升降、动静相感之性，是生氤氲、相荡、胜负、屈伸之始"，把升降恒动不息作为太虚（宇宙）的根本属性。从天地昼夜等宇宙的运动变化，进一步论证了升降浮沉无处不有，与《黄帝内经》中有关升降出入的论述遥相呼应，升降理论在医药学中得到系统阐发，与金元医家的贡献是分不开的。刘河间阐述了心肾水火既济的理论，李杲脾胃升降理论、朱丹溪对金元医家的升降理论进行了全面总结，大大推广了升降理论的临床应用。升降浮沉作为药性理论的系统论述，首推张洁古，在他的《珍珠囊》中，尤其是经后人整理的《医学启源》中，对升降浮沉的药性论述较多，"气味厚薄寒热阴阳升降之图""药性要旨"以及"用药升降浮沉补泻法"，这些论述都以升降浮沉来概括药性，同时还阐述了升降浮沉药性与其他药性之间的关系和应用，并系统地把 105 种临床常用药物，用"升浮化降沉"分成五类来论述其功用。李杲进一步用五行理论把升降浮沉与四时相配，以之来推进其理论的发展，《本草纲目·序例》中记载："李杲曰：药有升降浮沉化，生长收藏成，以配四时。春升夏浮，秋收冬藏，土居中化。是以味薄者升而生，气薄者降而收，气厚者浮而长，味厚者沉而藏，气味平者化而成。"以法象学说阐述升降浮沉。王好古继承这一学说，进一步论证了具体气味的升降浮沉性能。至明代李时珍则在升降浮沉理论上有新的概括，形成了至今指导用药的升降浮沉理论。清代汪昂则在药物质地与升降浮沉性能的关系方面有较全面的概括。总之，明清以来的医家，都不断从不同角度对"升降浮沉"理论有一定的补充和发展，从而使其得到了不断完善，进而推广了它在临床上的应用。

二、升降浮沉的临床意义

药物的升降浮沉性能，在其理论建立以前，实际已为医家所应用，如《伤寒论》中的汗、吐、下、清、温等治法方剂，都应用了药物的升降浮沉性能来调节脏腑气机，遏制病势发展和因势利导以驱邪外出，但未将这些治法提到药性理论的高度来加以全面认识。

金元医家对于治疗六气为病与调节脏腑气机方面有较深入的认识，刘河间在泻火、降火方面颇多建树；张子和擅长升肾水、降心火之法；李杲重视补气、升阳诸法；朱丹溪对升降理论的阐述和应用最为全面，其治法多立足于调节脏腑气机。升提、涌吐、滋阴降火、提壶揭盖等法的应用，无不以升降浮沉药性作为依据。明代缪希雍在其《本草经疏·序例》"十剂补遗"中增入升、降二剂，指出："升降者，治法之大机也。"《内经》曰："高者抑之，即降之义也；下者举之，即升之义也。是以病升者用降剂，病降者用升剂。火空则发，降气则火自下矣，火下是阳交于阴也，此法所宜降者也。劳伤则阳气下陷于阴分……法当升阳益气……此法当宜升者也。"缪希雍在"论制方和剂治疗大法"一节中还总结了升降诸法：如升阳益气、升阳益胃、升阳散火、升阳解寒、升阳除湿、升阳调气，"此病宜升之类也"；又谓降气、滋水、添精，"此病宜降之类也"。清代景日昣《嵩崖尊生书》中进而总结，谓"补阳宜升，升有散之义，凡散剂皆升也""补阴宜降，降有敛之义，凡敛剂皆降也"。升降浮沉理论不仅有利于对药物功效的全面认识，且对临床用药上也有一定的指导意义。在疾病辨证中，脏腑气机的顺逆，病势的外发内传、上逆下陷，病位的上下表里等情况的辨别是非常重要的。在治疗上，利用药物的升降浮沉性能，来调节脏腑气机的升降顺逆，遏制病势的逆传和发展，因势利导地祛邪外出，也是许多治疗大法的立法依据。因此，升降浮沉药性对于指导临床用药具有重要意义，主要有以下几方面：

（一）调节脏腑气机紊乱

人体脏腑气机的升降不息，出入通畅，是机体气化活动正常的表现，如果脏腑气化偏胜偏衰，就会出现升降失调，气机紊乱，当升不升，当降不降。临床可利用药物升降浮沉的性能进行调治。如心火上炎，肝阳上亢，当用沉降的泻火、平肝之品以治之；而脾虚气少，肾虚遗泄，又当以补中益气、固肾益相之升浮药物治疗，临床上的益气升阳、滋阴降火、平肝潜阳、升清降浊、疏肝解郁、引火归原等治法，都是以升降浮沉药性来调节脏腑气机的具体运用。

（二）遏制病势发展

病势包括两层含义：一是指疾病发展的趋势，也就是外感疾病的转归，是针对整个病程而言，有一定的阶段性，在临床上属于辨证的范围；二是指临床上病症所表现的证型，是疾病的具体表现，针对某一特定症状的形式而言，如病邪由外传里，用升浮的解表发散之药以阻止其由表入里；久病气虚外脱，用补气救脱收敛之品以挽其元气。又如肺胃气逆，咳喘呕呃，当用降气平逆的沉降之品以治之；中气下陷，少气脱肛，当以补中益气的升提之品以治之以升降浮沉药性来遏制病势发展和调理气机的具体运用。

（三）因势利导，驱邪外出

病邪侵犯人体，有在上在下，在表在里的不同，攻邪之法亦当随病位与病情的不同而有异。如《素问·阴阳应象大论》曰："其高者，因而越之；其下者，引而竭之；中满者，泻之于内……其在皮者，汗而发之。"指出了病邪在上在表者，当用升浮的药物以吐之、汗之；病邪在中（内）在下者，当用沉降的药物以导之、泻之。临床上汗、吐、下等法，就是升降浮沉药性在驱邪外出方面的应用。

（四）奉养四时调和脏气

人体脏腑气机升降出入的变化，与自然界生长、收藏的变化规律也是息息相关的。

为了适应外界的自然环境变化，人体必须顺应四时之气。一般而言，春夏之季，万物生长繁荣，调养的药物宜施升浮之品，以助其生发成长之气；秋冬季节，万物成熟收藏，药物调养亦宜稍佐沉降之品，以适应其收敛潜藏之性。故李时珍《本草纲目》曰："经云'必先岁气，毋伐天和'，又云'升降浮沉则顺之'……故春月宜加辛温之药，薄荷、荆芥之类，以顺春升之气；夏月宜加辛热之药，香薷、生姜之类，以顺夏浮之气；长夏宜加甘苦辛温之药，人参、白术、苍术之类、以顺化生之气；秋月宜加酸温之药，芍药、乌梅之类，以期秋降之气；冬月宜加苦寒之药，黄芩、知母之类，以顺冬沉之气。所谓顺时气而养天和也。"这种顺养四时之气的方法，不仅用于调养脏气方面，而且在疾病的治疗中也常于方剂中加上一些时令药品，究其原理亦在于协调人体脏腑气机与自然界的关系。应当指出，药物的升降浮沉性能和其他药物性能一样，只是药物作用的一个方面，药物特性的一方面，仅能作为临床辨证用药的依据之一，而不是唯一的依据。因此，立法处方之际，在注意到药物的趋向性能作用的同时，还须结合中药的其他性能，如气味、补泻、归经等理论，予以综合考虑，方能做到切合病情，恰到好处。

三、中药升降沉浮理论的现代研究

目前对中药升降沉浮理论的实验尚不全面，主要是结合方药的药理作用进行观察。例如补中益气汤可以选择性地提高在体及离体动物子宫平滑肌的张力，加入升麻、柴胡的制剂作用明显；去掉升麻、柴胡则作用减弱且不持久，单用升麻、柴胡则无作用。但也有实验表明单味升麻或柴胡都可提高家兔离体子宫的张力，两者伍用还有明显的协同作用。此外，中药升降沉浮理论的现代研究除不断丰富和发展原有的经典理论外，还集中研究了升降沉浮与中药药理作用的关系。有些中药具有升浮和沉降的双向作用趋向，如麻黄发汗、解表具有升浮的特性，又能止咳平喘，利尿消肿而具有沉降的特性；白芍上行头目，祛风止痛，具有升浮的特性，又能下行血海以活血通经，具有沉降的特点；黄芪既能补气升阳，托毒生肌，具有升浮的特性，又能利水消肿，固表止汗，具有沉降的特点。

第五节　归经理论概要

一、归经的含义及历史演变

归经是以脏腑经络理论为指导，阐述药物对机体作用部位的选择性一种药性理论。归，是作用的归属；经，是脏腑经络的总称，因此归经是药物作用的定位概念。在历代本草文献中，对归经的用词，有归某经，入某经，走某经，行某经，通行某经等，也有称为某经药，某经本药，某经行经药等说法。在归属定位上，有以经络命名者（明代以前较多），有以脏腑命名者（清代以后为多），也有以经络脏腑合称者。个别也有以其他部位如鼻、目、骨等来定位的，药物的归经不同，其治疗作用也不同，归经指明了药物治病的适用范围，也就是说明了药效所在，包含了药物定位定性的概念，也是阐明药物作用机理，指导临床用药的药性理论基本内容之一。

中药的归经理论最早的论述见于《黄帝内经》，其中首次提出了药物的五味对人体脏腑有一定的选择性。在《素问》与《灵枢》中有"五入"和"五走"的记载，但对药物没有具体的解释，只是论述以五味配五脏、五色、五气确定所入、所走。《灵枢·五味》篇云："五味各走其所喜。谷味酸，先走肝……谷味咸，先走肾。"又《素问·宣明五气论》云："五味所入，酸入肝，辛入肺……甘入脾，是谓五入。"我国现存最早的一本药物学专著《神农本草经》，虽然尚未明确提出中药归经的概念，但在许多药物功效的记述中已具有中药归经的含义。书中在记述一些药物功效时把药物的功能与脏腑生理、病理功能相结合而概括出来的，如：石膏"厚肠胃"、沙参"益肺气"、雷丸"疗胃中热"、地肤子"主膀胱热"、赤芝"益心气，补中"等。在《金匮要略》中主要论述脏腑杂病证治，书中提及按六经分经用药，如太阳经病证用麻黄、桂枝，阳明经病证用石膏、知母等，同时张仲景在六经辨证的基础上主张分经用药，已经有了"归经"含义的基础。魏晋时的陶弘景在《名医别录》中记载了肉桂"宣导百药"，孙思邈的《备急千金要方》《千金翼方》较《本经》已经更进一步的把药物的功效与脏腑疾患联系起来，如：滑石"荡胃中积聚"，远志"定心气止惊悸"，地肤子"主膀胱热，利小便"，大黄"荡涤肠胃"等。到了金元时期（1115—1368 年），归经理论的发展进入了一个与临床紧密结合的阶段，《苏沈良方》载有"某物入肝，某物入胃""人之饮食药饵，但自咽入肠胃，何尝至五脏？凡入肌骨、五脏、肠胃虽各别，其入腹之物，英精之气，皆能洞达，但滓秽即入二肠"，阐述了药物之精微之物无处不到，无所不及，同时也认识到药食之气对脏腑具有选择性治疗作用。宋代寇宗奭在其论著《本草衍义》中提出"木瓜入肝、戎盐入肾、桂圆归脾、泽泻引药归肾经""桑白皮引水，意以接桑螵蛸就肾经"，不但有"引接"的药物，还有最终所"就"之脏腑经络，归经理论体系的雏形已初现。

《太平惠民和剂局方》已经开始用经脉概括方剂功效，如活血应痛丸"治风湿客于肾经，血脉凝滞……常服活血脉，壮筋骨，使气脉宣流"，张元素在《医学启源》《珍珠囊》中首次明确提出引经药的说法，如《医学启源·用药备旨·各经引用》曰："太阳经，羌活；在下者黄柏……厥阴经，青皮；在下者，柴胡，肝、包络也。以上十二经之的药也。"《医学启源·主治心法》曰："头痛须用川芎，如不愈，各加引经药……黄连、当归是也，兼以各经药引之。"明确指出引经药是引他药入某经，发挥更有针对性的治疗作用。李时珍所著《本草纲目》一书中，进一步运用中药归经理论解释药物的功效和主治，将《黄帝内经》的五色五味入五脏理论用到临床实践中，指出同归一经的药物有入气分和入血分的不同，如紫草条下曰："紫草味甘咸而气寒，入心包络及肝经血分。"茺蔚子条下曰："茺蔚子味甘微辛，气温，阴中之阳，手足厥阴经药也。白花者入气分，紫花者入血分。"以临床疗效印证归经理论，将性味归经与脏腑辨证相结合，从而提高了中药归经理论的实用价值。现代医家在继承前人用药经验的基础上，根据中药归经和功效的不同，结合脏腑、气血、八纲辨证，将临床常用中药以脏腑为纲分类归纳，如归心与小肠的，分为补心气、益心阳、补心血、安心神、清心火、开心窍、温小肠等治法，归肝胆经的分为理肝气、补肝血、滋肝阴、清肝热、温肝寒、平肝阳、利胆腑等治法，归脾胃经的分为补脾阳、益脾气、统脾血、滋胃阴、清胃火和调胃气等治法，归肺经和大肠经的，分为补肺气，滋肺阴，清大肠等治法，归肾经和膀胱经的分为补肾气，滋肾阴，益肾阳，清膀胱等治法。这种按脏腑经络并与辨证论治结合起来的归纳方法使中药归经理论日趋完善。

二、归经的功能

（一）引药归经脉

如左金丸为清泻肝火之剂，方中吴茱萸辛热入肝，黄连苦寒入心，吴茱萸为肝经引药，可引黄连之寒来清肝火。白虎汤主治阳明经热盛，石膏用以引诸药入阳明经而收清热生津之效；麻黄附子细辛汤中，细辛可引导少阴经寒邪出于太阳之表等。头痛因部位不同而涉经各异，《丹溪心法》在治疗时即注重引经药的运用，指出："头痛须用川芎，如不愈各加引经药，太阳川芎，阳明白芷，少阳柴胡，太阴苍术，少阴细辛，厥阴吴茱萸。"

（二）引药至病所

一些引经药具有明显的作用趋向，可引导它药作用于病所。如补中益气汤，以升麻、柴胡为引，升提下陷之中气；清胃散中也以升麻引诸药清泻胃火；其他如川芎引药上行，牛膝引药下行，桔梗载药上达，肉桂引火归元；上肢痛用桂枝、桑枝、羌活，下肢痛选牛膝、独活等，均为实践所得，已为医者习用。治疗头痛时，无论外感内伤，常佐用风药，如羌活、蔓荆子、防风等，实亦寓引经之意，李中梓对此解释为："高巅之上，唯风可到。阴中之阳，自地升天也，在风寒湿固为正用，即虚与热亦假引经。"

三、归经的临床意义

归经理论的形成和发展，丰富了中医药基本理论，核心意义在于增强用药的准确性。李杲曰："凡一经受病，止当求责其一经，不可干扰余经，苟泛投克伐之剂，则诸经被戕，宁无危乎？"《证治准绳·疡医》论述疮疡治疗时亦云："疮疡所发，有痈疽疖、轻重浅深不同，或止发于一经，或兼二经者，止当求责于一二经，不可干扰余经也。"《医学源流论》云："故治病者，必先分经络脏腑之所在，而又知其七情、六淫所受用，然后择何经何脏对病之药而治之，自然见效矣。"综合历代医家以及现代学者的论述，归经理论在中药理论与中医临床应用上，主要有以下几方面意义：

（一）完善药性理论，加深对药性的认识

古人总结药性理论，主要以气味、阴阳、毒性、补泻为基础，偏重于药物性质作用的辨别；而药物作用的发挥必须通过与机体脏腑、经络各种机能的结合。归经理论的建立，进一步完善了药性理论，加深了药物对脏腑经络作用的了解。由于归经理论主要以

藏象、经络理论为基础，从而加强了药性理论与中医基本理论的联系，推动中医学基本理论的发展，对中药临床应用具有重大的指导意义。

（二）有利于临床选药

归经理论指明了药物作用部位，增强了临床用药的准确性。在临床辨证之中，病位的辨别是极为重要的，如脏腑、六经、三焦、卫气营血以及八纲中的表里等辨证体系，都是直接以病位作为辨证的纲领。临床上同一病证，由于发病部位不同，在治疗的理法方药上迥然不同。药物的归经，着重指出了药物作用的部位所在，因此，临床上选用针对性较强的药物进行治疗，有利于疗效的提高，根据药物的归经进行组方用药，即能收到预期的效果，掌握药物的归经，还可帮助同类功效药物的区别应用，如羌活、白芷、柴胡、吴茱萸等药，均可治疗头痛，但由于归经范围不同，而分别适用于太阳、阳明、少阳、厥阴等不同的头痛证。

（三）有利于了解药物的作用机制

归经理论把脏腑经络的生理功能和病理变化与药物作用紧密联系起来，既加强了中医药理论的结合，同时也加深了对作用机制的认识，如麻黄归肺与膀胱经，功能发汗解表，宣肺平喘，利水消肿，麻黄这些作用，均与肺和膀胱的生理功能、病理变化密切相关，肺主皮毛，司呼吸，又为水之上源；膀胱为足太阳经之府，主一身之表，又为州都之官，是水液排泄之通道。风寒犯表，肺与膀胱首当其冲，发为风寒表证；肺气失宣，肃降无权则出现咳嗽；水之上源失于宣降，而水道不利，则不能下输膀胱，或膀胱气化不行，致使水液内停。若与在表之风邪相搏而发为风水之证，也可以通过麻黄来改善肺与膀胱的生理、病理情况，而起到发散表邪、宣降肺气、通利州都的作用。麻黄的上述功效和作用机理，通过归经理论得以全面认识，同时也加深了对中医基本理论肺与膀胱生理功能的理解，使中医的理法方药体系更加完善。

四、归经的现代研究

近年来，中药归经现代研究采用的技术手段、实验方法及研究水平都有了很大的提高，众多学者也试图通过这些研究，揭示归经的本质和机制。总体说来，相关研究主要从两个方面展开：一是由中药有效成分的体内分布及其作用部位揭示归经理论的内涵；二是阐明药理效应指标与中医脏腑的相关性，借以诠释归经的本质。但需要指出的是中医的脏腑和解剖学的脏腑并不统一，因此归经的研究还存在一定的难度和局限性。

1. 中药有效成分与归经 中药主要药效成分在体内的分布部位与传统中药归经的部位具有一定的相关性，这是中药归经的物质依据。例如鱼腥草归肺经，所含鱼腥草素肺组织分布多；丹参归心、肝经，所含隐丹参酮肝、肺分布最多等。采用放射自显影技术对中药药效成分进行体内追踪观察，并将结果与传统归经相比较，发现归肝、胆经的川芎，其同位素标记的重要药效成分 ^3H – 川芎嗪主要分布在肝脏、胆囊；归肺经的鱼腥草，其同位素标记的主要药效物质 ^{14}C – 鱼腥草素绝大多数从呼吸系统排除；而归肝经、心经的丹参，其主要成分^{35}S - 丹参酮主要分布在肝脏等。这些结果，一定程度上为中药传统归经找到了物质方面的依据。^{3}H - 麝香酮灌服小鼠后，主要分布于心、脑、肺、肾等血液供应充足的组织和器官，并能迅速透过血脑屏障进入中枢神经系统，这与麝香归心经、通关利窍、开窍醒脑的传统认识相符。

2. 生物学指标与归经　环化核苷酸 cAMP、cGMP 是细胞内调节代谢的重要物质具有相互拮抗、相互制约的生物学效应，二者必须维持一定的比例，保持一定的动态，否则会引起机体功能失调。例如人参归心经，大补元气，治疗虚脱，用于气虚欲脱可以通过升高心肌细胞中的 cAMP，降低 cGMP，产生增强心肌收缩力的作用。又如，丹参归肝经，活血化瘀，广泛用于血瘀证丹参能使血小板中的 cAMP 水平升高，抗血小板凝集。对地塞米松致骨质疏松大鼠分别予以补肾复方（六味地黄丸加淫羊藿、牡蛎等）对 cAMP/cGMP 信使变化的调节与中医学本草著作记载的归经有较大的相似性，许多中药通过调节体内环核苷酸（cAMP、cGMP）浓度或比值而反映出药物对某脏器组织的选择性作用，

3. 受体学说与归经　受体具有特异性识别并与相应的配体（药物、递质、激素）结合，触发后续生物效应的能力，例如细辛归心、肺、肾经，功能温阳散寒，用于阳虚畏寒、寒饮伏肺、腹中冷痛等。研究显示，细辛中消旋去甲乌药碱是 β 受体激动剂，β1 受体主要在心脏、肠壁占优势，β$_2$ 受体主要在支气管平滑肌占优势。β 受体兴奋结果是心脏正性肌力、正性频率，心率加快，传导加快；支气管平滑肌松弛，缓解咳嗽哮喘；胃肠平滑肌张力降低，自发性收缩频率和幅度降低，缓解腹痛等，与细辛的药性、归经和功能相吻合。槟榔可作用于 M 胆碱受体而引起腺体分泌增加，使消化液分泌旺盛、食欲增加。从受体理论看，槟榔为 M 胆碱受体激动剂，为胃肠受体接受产生兴奋作用，这与中医药理论中的槟榔归胃、大肠经是一致的。

4. 中药药效与归经　中医学认为，各种病症都是脏腑或经络发病的表现，因而某药物能治疗某些脏腑经络的病证，就归入某经。因此，中药归经与其药理作用存在一定相关性。研究者对常用中药的药理作用与归经进行分析，认为两者之间存在着明显的规律性联系。具有抗惊厥作用的钩藤、天麻、全蝎、蜈蚣等 22 味中药均入肝经，入肝经率达 100%；具有泻下作用的大黄、芒硝、芦荟等 18 味中药入大肠经率亦达 100%；具有止血作用的仙鹤草、白及、大蓟等 21 味中药入肝经率为 85.3%，符合"肝藏血"的认识；具有止咳作用的杏仁、百部、贝母等 18 味药，具祛痰作用的桔梗、前胡、远志等 23 味药，具平喘作用的麻黄、地龙、款冬花等 13 味药，入肺经率分别为 100%、100% 和 95.5%，符合"肺主呼吸""肺为贮痰之器"的论述。对单味药的归经和药理作用的关系进行分析，认为当归对血液循环系统、子宫平滑肌、机体免疫功能的作用，与当归入心、肝、脾经的关系密切；红花入心、肝经与其对血液循环系统和子宫的作用密切相关；鹿茸、淫羊藿、补骨脂等 53 味壮阳中药全部入肾经，符合中医肾主生殖的理论。

中医脏腑的概念与解剖学器官实体有区别又有相关。因此，中药传统归经所归脏腑，与现代研究药理作用所指的器官组织之间，可能吻合，也可能不吻合。中医理论

"诸风掉眩,皆属于肝",凡是抽搐、震颤、动摇等西医学神经系统的疾病均与肝相关,而归肝经的中药能止惊厥抽风。天麻、钩藤、全蝎、白花蛇等22味功能息风止痉的中药均归肝经,药理作用均能抗惊厥,符合率100%,但从西医学角度看,其发挥药理作用的具体部位在神经系统。

中药成分复杂,到底什么是药效成分有时很难下定论,其功能和临床效果常常是多种成分作用于多个系统所产生的综合效应。鉴于此,以药理作用的观点解释归经,与中医药理论本意更为贴近。

第六节 毒性理论概要

一、毒性的古今含义

古代常把毒药看作是一切药物的总称,而把药物的毒性看作是药物的偏性。此外,古代还把毒性看作是药物毒副作用大小的标志,把药物毒性强弱分为大毒、常毒、小毒、无毒四类。《神农本草经》三品分类法也是以药物毒性的大小、有毒无毒作为分类依据的,并提出了使用毒药治病的方法:"若用毒药以疗病,先起如黍粟,病去即止,不去倍之,不去十之,取去为度。"历代本草书籍中,常在每一味药物的性味之下,标明其"有毒""无毒","有毒""无毒"也是药物性能的重要标志之一。

现代认为毒性一般系指药物对机体所产生的损害性,包括急性毒性、亚急性毒性、亚慢性毒性、慢性毒性和特殊毒性如致癌、致突变、致畸胎、成瘾等。所谓毒药一般系指对机体发生化学或物理作用,能损害机体引起功能障碍疾病甚至死亡的物质。

二、毒性的历史演变

(一)"毒""药"通义

在上古时代,"毒"与"药"的含义有时是相通的,并非局限于"有害人体"的毒物,如《周礼·天官·冢宰》记载医师的职责是"聚毒药以供医事"。《素问·汤液醪醴论》云:"当今之世,必齐毒药攻其中,镵石、针艾治其外也。"都将"毒药"作为药饵的统称,认为药就是毒。只因上古时期,无毒者为"食",有毒者为"药",当时的药物范围较窄,大多为作用强烈,甚至有毒副反应之品,故《尚书·说命》有"药弗瞑眩,厥疾弗瘳"之语,随着医疗实践活动的发展,药物范围逐渐扩大,出现许多作用缓和、无甚毒副反应之药品。在这历史状况下所形成的"药即是毒"的认识,对后世产生了一定的影响,例如张景岳在《类经》中提到药者,总括药饵而言"凡能除病者,皆可称为毒药"。他在《本草正》中又作了进一步阐述,药以治病,因毒为能,所谓毒者,因气味之有偏也。盖气味之正者,谷食属是也,所以养人之正气。气味之偏者,药饵之属是也,所以治人之邪气,《嵩崖尊生书》也指出:"一药之生,其得寒、热、温、凉之气,各有偏至,以成其体质,故曰药。药者,毒之谓。设不偏,则不可以救病之偏矣。"这里所谓的"毒",仍泛指药之偏性。所以,张景岳在《本草正》附子条云:"无药无毒。"从医疗作用来说,毒与药不是绝对的,只要用之得当,能治病的就是药,即使有毒性,也不致造成毒害;用之不当,非但不能治病,而且可能为害,即使本无毒性,也会造成危害。这一点,前人论述很多。黄宫绣在《本草求真·奉物》中云:"毒有法制以疗人病,则药虽毒,而不得以毒称。"郑寿全在《医法圆通·用药弊端说》中也云:"病之当服,附子、大黄、砒霜,皆是至宝;病不当服,参、芪、鹿茸、枸杞,都是砒霜。"所以"药""毒"通义的论点,在药性理论的发展中有着较深的影响。

(二)药性峻猛谓之毒

在古代本草中,还有根据药性的峻、缓、刚、柔确定其有毒、无毒。如《本经》记载药有酸、咸、甘、苦、辛五味,又有寒、热、温、凉四气,及有毒、无毒。《本经》对其所收药物,按作用功效,分为上、中、下三品:"上药一百二十种为君,主养命以应天,无毒,多服、久服不伤人:欲轻身益气,不老延年者,本上经。中药一百二十种为臣,主养性以应人,无毒,有毒,斟酌其宜。欲遏病补虚羸者,本中经,下药一百二十五种为佐使,主治病以应地,多毒,不可久服。欲除寒热邪气,破积聚愈疾者,本下经。"其三品分类的依据之就是无毒、有毒和多毒。大凡药性强烈、作用峻急者谓之有药性柔弱,作用缓和者谓之无毒,陶弘景在为《本经》序例作注时指出"势用和厚可岁月常服"的药属于上品,即所谓"无毒";疗病作用比较明显,养生的功能稍弱,药性比较强烈的药属于中品,即《本经》所谓无毒、有毒;"专主攻击,毒烈之气倾损中和"的药属于下品,即《本经》所谓之多毒。《本经》的三品分类,基本上反映了药物的"有毒""无毒",如将人参、甘草、黄芪列于上品,常山、连翘列于中品;附子、狼毒、大黄列于下品,也就可以理解上、中、下三品药性缓急刚柔之不同了。

(三)有害于人体谓之毒

《素问·五常政大论》载:"大毒治病,十去其;常毒治病,十去其七;小毒治病,十去其八。"《淮南子·修务训》云:"(神农)尝百草之滋味、水泉之甘苦……一日而遇七十毒。"这里的"毒",均指对人体具有毒害作用的有毒物质。随着医疗实践的进步和发展,人们逐渐发现,有些药物在产生医疗作用的同时,也可伤害机体,出现不同程度的毒副反应,诸如"令人吐""令人狂乱""烂人肠",甚至"杀人"等毒害作用,认识到有毒或大毒药物"皆能变乱,于人为害,亦能杀人"。人们为了掌握药物性能以及保证用药的安全,遂于本草的具体药物条目下注明有毒或无毒,或其毒性之大小,这种记载最早见于《本经》中的干漆、白头翁两药皆言"无毒",对于"有毒"药性以及其他药物的毒性则未见记载。嗣后,历代本草在药物条目下,大多有"有毒"或"无毒"的记载,《别录》记载有毒药物 131 种,《新修本草》记载 143 种,《证类本草》记载 233 种,《本草纲目》记载 361 种,近代出版的《中药大辞典》记载有毒药物约 525 种,后世本草在药性理论研究中所谓之都是专指对人体产生的毒害作用。

三、中药毒性分级

伴随临床用药经验的积累，对毒性研究的深入，中药毒性分级情况各不相同。《素问·五常政大论》把药物毒性分为"大毒""常毒""小毒""无毒"四类；《神农本草经》分为"有毒""无毒"两类；《证类本草》《本草纲目》将毒性分为"大毒""有毒""小毒""微毒"四类。

近代中药毒性分级多沿袭临床用药经验及文献记载，分级尚缺乏明确的实验数据。目前，正从中药中毒后临床表现的不用程度；根据已知的定量毒理学研究的数据、有效剂量与中毒剂量之间的范围大小、中毒剂量与中毒时间的不同及中药的产地和炮制不同等角度，进行中药毒性分级的全面探讨，深信会得出科学的结论。当今《中华人民共和国药典》采用大毒、有毒、小毒三级分类方法，是目前通行的分类方法。

四、中药不良反应的类型

从现代意义上讲，中药"毒"是指中药对机体所产生的不良反应，包括副作用、毒性反应、变态反应、后遗效应、特异质反应和依赖性等。

1. 副作用 也称副反应，是指在治疗剂量下所出现的与治疗目的无关的作用。中药作用范围广，当临床应用其中的一个药效作用时，其他作用就成了副作用，如麻黄止咳平喘治疗哮喘，但患者用药过程中会出现失眠，这是因其能兴奋中枢神经系统引起；大黄泄热通便治疗热结便秘，而活血祛瘀所导致的妇女月经过多就成为大黄的副作用；阿托品通常被用于解除胃肠痉挛而引起的口干等。

一种药物常有多方面的作用，既有治疗目的也并存有非治疗目的，如抗胆碱药阿托品，其作用涉及许多器官和系统，当应用于解除消化道痉挛时，除了可缓解胃肠疼痛外，常可抑制腺体分泌，出现口干、视力模糊、心悸、尿潴留等反应，后面这些作用是属于治疗目的以外的，且可引起一定的不适或痛苦，因此称为副作用。副作用和治疗作用在一定条件下是可以转化的，治疗目的的不同，也导致副作用的概念上的转变，如在手术前为了抑制腺体分泌和排尿，阿托品的上述副作用又转化为治疗作用了。副作用常为一过性的，随治疗作用的消失而消失，但是有时候也可引起后遗症。

2. 毒性反应 包括急性毒性、慢性毒性和特殊毒性。急性毒性是指有毒中药短时间内进入机体，很快出现中毒症状甚至死亡。如砒石约在用药后1~2小时出现咽喉烧灼感，剧烈呕吐，继而出现阵发性或持续性腹痛；半夏服少量即出现口舌麻木，多则灼痛肿胀、不能发音、流涎、呕吐、全身麻木、呼吸迟缓、痉挛，甚至呼吸中枢麻痹而死亡，常见的斑蝥、藜芦、常山、瓜蒂、全蝎、蜈蚣、洋金花、附子等都可引起急性毒性反应。慢性毒性是指长期服用或多次重复使用有毒中药所出现的不良反应，如雷公藤长时间服用除对肝、肾功能有损害外，对生殖系统也有明显的损伤作用；人参大量长期连续服用可致失眠、头痛、心悸、血压升高、体重减轻等。特殊毒性包括致畸、致癌、致突变，如甘遂、芫花、莪术萜类、天花粉蛋白、乌头碱等有致畸作用；芫花、狼毒、巴豆、甘遂、千金子、β-细辛醚、黄樟醚、马兜铃酸、斑蝥素等过量长期应用，可增加致癌率；雷公藤、石菖蒲、洋金花、马兜铃酸等有致突变的作用。

3. 变态反应 变态反应是指机体受到中药或中药成分的抗原或半抗原刺激后，体内产生了抗体，当该药再次进入机体时，发生抗原抗体结合反应，造成损伤。这种反应不仅常见，而且类型多样。人们日常遇到的皮肤过敏，皮肤瘙痒、红肿，就是一种变态反应，如当归、丹参、穿心莲等引起荨麻疹；虎杖、两面针等引起猩红热样药疹；蟾蜍、蓖麻子、苍耳子等引起剥脱性皮炎；槐花、南沙参等引起丘状皮疹；天花粉、紫珠等引起湿疹皮炎样药疹；牡蛎、瓦楞子等可引起过敏性腹泻；丹参注射液、双黄连注射剂、天花粉注射液、毛冬青等可引起过敏性休克等。

4. 后遗效应 后遗效应也称为后遗作用，指停药以后，血浆药物浓度下降至有效水平以下所发生的药理效应。作用时间可长可短，有些十分短暂且较容易恢复，如应用苦寒药物后，患者短期可能会食欲不振、腹中不适；服用洋金花等可致次日口干、视物模糊。而有些作用比较持久且不易恢复，如长期大量服用甘草在停药后可发生低血钾、高血压、浮肿、乏力等假性醛固酮增多症。一般药物的副作用和毒性常随停药或血药浓度下降而减退，如若药物毒性已造成一定程度的器质性损害，则停药但症状仍不消失。

五、中药中毒的主要原因

1. 剂量过大 药物往往都要经过胃肠吸收、肝脏、肾脏的代谢，如长时间服用某一药物，有可能加重肝、肾功能的负担，某些药物甚至还会造成蓄积性中毒。即使是一些作用平和不含毒性成分的中药，长期服用也可能有副作用。如砒霜、胆矾、斑蝥、蟾酥、马钱子、附子、乌头等毒性较大的药物，用量过大，或时间过长可导致中毒。

2. 误服伪品 误以商陆、华山参代人参，中药商陆形似人参，具有逐水消肿、解毒散结、利尿等功效，用于治疗水肿、胀满、痈肿等症，但药性猛、毒性大，服用过量会中毒，导致呕吐、腹泻，甚至心脏和呼吸中枢麻痹，严重者可导致死亡，不能作为常规补药。

3. 炮制不当 如使用未经炮制的生附子，生附子的功效是回阳救逆，祛风散寒，补火助阳。在临床中生附子作用效力较强，但是有一定的毒性，用量和用法一定要把握好，不然容易引起乌头碱的中毒。炮制后附子毒性大大降低。

4. 制剂服法不当 如乌头、附子使用时先煎，所含双酯型生物碱，对热不稳定，经过长时间煎煮双酯型分解为单酯型生物碱毒性降低，有研究调查发现超过90%煎煮不当导致附子中毒。

5. 配伍不当 中药大多是复方应用，有经验的中医师通过合理的配伍，可加强中药的药效，减轻中药原有的毒副作用。若违反中药"十八反""十九畏"等的禁忌配伍，就容易导致毒副作用的产生，如甘遂与甘草同用而致中毒。临床不容忽视的不当配伍还包括中药汤剂或中成药与西药的联合使用。

6. 其他 中药临床应用有其自身的规律性，要取得疗效，既要了解中药的四气五味，升降浮沉，又要掌握病人的病因病机，审因论治。有些人未经严格和系统的中医理论学习，对中医药知识一知半解，就滥开药方，常造成不应发生的毒副作用。有些病人自己购药吃药，也常出现类似问题。其他的如乳母用药及个体差异也是引起中毒的原因。

六、药物毒性强弱对指导临床用药的意义

在应用毒药时要针对体质的强弱、疾病部位的深浅，恰当选择药物并确定剂量，中病即止，不可过服，以防止过量和蓄积中毒。同时要注意配伍禁忌，凡两药合用能产生剧烈毒副作用的禁止同用，并严格毒药的炮制工艺，以降低毒性；对某些毒药要采用适当的制剂形式给药。此外，还要注意个体差异，适当增减用量，告诫患者不可自行服药。医药部门要抓好药品真伪鉴别，防止伪品混用，注意保管好剧毒中药。从上述不同的环节努力，保证用药安全，以避免中毒的发生。

根据中医"以毒攻毒"的原则，在保证用药安全的前提下，也可采用某些毒药治疗某些疾病。如用雄黄治疗疗疮恶肿，水银治疗疥癣梅毒，砒霜治疗白血病等，让有毒中药更好地为临床服务。

掌握药物的毒性及其中毒后的临床表现，便于诊断中毒原因，以便及时采取合理、有效的抢救治疗手段，对于搞好中药中毒抢救工作具有十分重要的意义。

七、正确对待中药的毒性

中药中存在毒性药物，西药中也存在。"良医用药，虽峻猛亦可活人；庸医用药，虽温补亦可杀人"，不仅是历代医家口耳相传的古训，而且在医史典籍中也不乏范例。正确认识和对待中药毒性对继承和发扬中医药事业合理使用中医药，有着非常重要的意义。

首先，中药总体安全性较好。目前中药资源已达 1 万余种，而见中毒报告的才 100 余种，其中许多还是临床很少使用的毒性大的中药，由于大多数中药品种是安全的，这是中药一大优势。其次，毒性的认识是一个过程，中药如此，西药也如此，历代本草对药物毒性多有记载，是前人的经验总结，值得借鉴。但由于受历史条件的限制，也出现了不少缺漏和错误的地方，如《本草纲目》认为马钱子无毒；《中国药学大辞典》认为黄丹无毒等，说明对待药物毒性的认识，随着临床经验的积累，社会的发展，有一个不断修改，逐步认识的过程。正确对待中药毒性，还要重视中药中毒的临床报道，自中华人民共和国成立以来，出现了大量中药中毒报告，单味药引起中毒就达上百种之多，其中植物药 90 多种，如关木通、广防己、苍耳子、苦楝根皮、昆明山海棠、狼毒、萱草、附子、乌头、夹竹桃、雪上一枝蒿、福寿草、槟榔、乌桕、巴豆、半夏、牵牛子、山豆根、艾叶、白附子、瓜蒂、马钱子、黄药子、苦杏仁及曼陀罗花及苗、莨菪等；动物药及矿物药各十多种，如斑蝥、蟾蜍、鱼胆、砒霜、胆矾、铅丹、密陀僧、皂矾、雄黄等。由此可见，文献中认为大毒、剧毒的固然有中毒致死的，小毒、微毒，甚至无毒的同样也有中毒病例发生，故临床应用有毒中药固然要慎重，就是"无毒"的，也不可掉以轻心。认真总结经验，既要尊重文献记载，更要重视临床经验，相互借鉴，才能全面深刻准确地理解掌握中药的毒性，对保证安全用药是十分必要的。

正确对待中药毒性，还要加强对毒性中药的使用管理。此处所称的毒性中药，系指列入国务院《医疗用毒性药品管理办法》的中药品种，包括砒石、砒霜、水银、生马钱子、生川乌、生草乌、生白附子、生附子、生半夏、生南星、生巴豆、斑蝥、青娘虫、红娘虫、生甘遂、生狼毒、生藤黄、生千金子、生天仙子、闹羊花、雪上一枝蒿、红升丹、白降丹、蟾酥、洋金花、红粉、轻粉、雄黄。

第四章　中药配伍理论

配伍，是根据病情需要，采取两种或两种以上药物配合在一起应用的方法，是中医临床用药的主要形式。

从单味药到配伍应用，也是单方发展到复方的过程。古人最初使用单味药治病，后来逐渐认识到单味药不能适应复杂的病变，配伍后不仅能照顾到病情的各个方面，而且药物之间可以产生相互作用，有的可相互促进，有的可抑制毒性及副反应从而改变药物配伍前的性能，使药物发挥更好的疗效，因此，掌握配伍应用，对于临床处方用药，具有十分重要的意义。

第一节　配伍的历史源流

中药配伍应用历史久远，春秋战国时期已有药物配伍应用的记载，如长沙马王堆汉墓出土的帛书《五十二病方》已载有方剂 283 首，有完整药名、药数的 189 首方剂中，2～7 味药配伍的有 79 方，初步体现了方剂配伍组成的雏形。《黄帝内经》也有方药记载，如治疗失眠的半夏秫米汤等，为配伍用药之例，并提出了君臣佐使和性味组合的论述，对后世方剂组成及配伍理论的发展影响很大。

最早提出配伍理论的当为《本经》，其序论中提出："药有阴阳配合……有单行者，有相须者，有相使者，有相畏者，有相恶者，有相反者，有相杀者。凡此七情，合和视之。当用相须相使者良，勿用相恶相反者。若有毒宜制，可用相畏相杀者，不尔勿合用也。"七情内容包含了药物配伍关系的各个方面。《本经》虽未作具体解释，但从其"当用""勿用""有毒宜制""可用""不尔勿合用"等叙述中，已表明了七情配合的临床意义，为历代医家所尊崇，成为论述中药配伍理论的总纲。

张仲景《伤寒杂病论》共有方剂 314 首，组方精炼，用药严谨，体现了辨证用药，随证加减的配伍规律，其丰富的配伍经验，成为后世临床用药的典范。

梁代陶弘景撰《本草经集注》，对《本经》"七情"关系进行了初步解释。以"各有所宜，共相宣发"论相须、相使；以"取其所畏以相制"论相畏、相杀；以"性理不和，更以成患"论相恶、相反，并注意到"旧方用药，亦有相恶、相反者，服之乃不为忤"的情况。还将《本经》中七情诸药，除"相得共治某病者……不复疏出"外，均集中辑录，并参考《药对》，有所补充。

唐代《新修本草》，引述了《本经》和《本草经集注》的七情配伍内容。孙思邈《备急千金要方》保留了《本经》序录中七情理论和"相使相畏七情"的药物。

宋代唐慎微《证类本草》保存了大量宋以前的药学史料，从中可看到《嘉祐本草》，从《药性论》《本草拾遗》等著作中收集了不少"有相制使"的药物，在《本草经集注》的基础上，使药数增加到231种。

《嘉祐本草》还收录徐之才《药对》中以治疗虚证为例的随证配伍24条。收录了《蜀本草》对《本经》365种药物中七情药物的统计资料："有单行者七十一种，相须者十二种，相使者九十种，相畏者七十八种，相恶者六十种，相反者十八种，相杀者三十六种。"其中"相反者十八种"，是后世"本草明言十八反"的依据。

宋代寇宗奭《本草衍义》重视药物配伍应用，指出："病有大小、新久、虚实，岂可只以一药攻之？若初受病，小则庶几，若病大多日，或虚或实，岂得不以他药佐使？"在论泽泻时云："张仲景八味丸用之者，亦不过引接桂附等归就肾经。"将药物归经、引经的概念，引入了配伍理论。

金元时期，张洁古倡导药物归经和引经之说，分别列举十二经引经药，临床上配用引经药作向导，能引导药物同入该经，发挥疗效。后世医家据此将引经药作为方中使药，成为中药配伍的另一个方面。

金元以后，在继承《本经》七情基本精神的基础上作进一步深入阐释。在这个过程中，常以相畏、相恶一起讨论，认为"十九畏"中相畏的药物不可同用。据现有资料，"十九畏"的形成约在元、明之间，最初见载于明初刘纯《医经小学》引载《儒门事亲》的"十九畏歌"，此外，署名李杲的《珍珠囊补遗药性赋》中亦载。从此，十九畏与"十八反"同属于配伍禁忌，一直流传至今。

明代李时珍《本草纲目》总结历代本草中七情配伍药例，列出相须、相使、相畏、相恶诸药共285条，相反诸药7条，合计292条，另有"服药食忌""饮食禁忌"中部分内容，亦与七情有关。故《本草纲目》所载七情理论与药例，可谓集大成者。在各药"气味"及"发明"项内，除采纳各家论述外，有的还增入了自己的意见，尤其对相反、相恶，多有创见。对随证配伍，亦多有发挥。其对七情含义的阐述更加明确，多为后人引用。其他如陈嘉谟《本草蒙筌》、缪希雍《本草经疏》在配伍理论阐述或随证配伍应用方面，均各有特点。

清代以后，七情配伍多继承前人论述，如《本草备要》《本草从新》《得配本草》《得宜本草》等。其中《得配本草》载药647种，在大部分药物中，除记载七情外，还以得、配、佐、使、和、合等形式，叙述配伍后的功效和主治，如黄芪，"得枣仁，止自汗；得干姜，暖三焦；配川连，治肠风下血；配茯苓，治气虚白浊等"。这种随证配伍的内容，简明扼要，对临床配伍用药，有一定的参考价值。

此外，在历代药物配伍应用经验中，有很多两两成对的配伍，为后人逐渐归纳成为固定的"药对"，并在临床实践中不断充实发展。

现代医家学者，对七情配伍的研究，或从古代和当代临床用药经验中探索配伍应用规律，或采用现代实验研究的方法，研究药物配伍后所起的变化，并取得了一定成果。

第二节 配伍内容

一、七情

《本经》提出的"单行、相须、相使、相畏、相恶、相反、相杀"的"七情"是中药配伍的基本内容。药物配伍后，彼此发生相互作用，形成一定的配伍关系。在配伍过程中，药物作用发生变化，或加强，或制约；或协调，或拮抗；或为临床所宜，或为禁忌。这些作用变化，具有一定规律。"七情"就是根据这些作用变化规律，所归纳的七种情况。

1. 单行 明代陈嘉谟《本草蒙筌》曰："单行者不与诸药共剂而独能攻补也。如方书所载的独参汤、独桔汤之类是尔。"李时珍则称之为"独行"，谓"单方不用辅也"。可见，单行就是单味药应用，虽然《本经》列入七情，实际上并未发生配伍关系。

2. 相须、相使 《本经》认为："当与相须、相使者良。"《本草经集注》以食物烹调为喻，谓："其相须、相使，不必同类，犹如和羹调食鱼、肉、葱、豉，各有所宜，共相宣发也。"所谓"共相宣发"，即相须、相使配伍后，药物共同发挥作用，有加强功效之意。

《本草蒙筌》认为："有相须者，二药相宜，可兼用之也。有相使者，能为使卒，引达诸经也。"意即相须配伍的药物，处于平等地位。相使配伍的药物，则有主次之分。

《本草纲目》提出："相须者，同类不可离也，如人参、甘草，黄柏、知母之类；相使者，我之佐使也。"认为相须配伍，应是性能相类的药物；相使的药物有主药和辅药之分，是配用辅佐药以增强主药的功效。这种说法，为后世医家所采用。

由于相须、相使含义相近，在具体用药中，有时不易明确区分，如李时珍在相须举例中所提出的人参、甘草配伍，从其性能、功用相类，共同发挥作用，可称为相须，但一般认为在实际临床应用中，是有主次之分的，则应属于相使。

3. 相畏与相杀、相恶 《本经》记载："若有毒宜制，可用相畏相杀者，不尔勿合用也。"《本草经集注》记载"半夏有毒，用之必须生姜，此是取其所畏，以相制耳"。《本草经集注》所说的"相制"，为相杀之义。根据《本草经集注》云："半夏毒，用生姜汁、干姜汁并解之。"以及七情药例中"干姜，杀半夏毒；半夏，畏生姜、干姜"的记载。可见相畏、相杀，实际上是同一配伍关系的两个方面。

《本经》中相恶与相反并提，提出"勿用"。《本草经集注》曰："其主治虽同，而性理不和，更以成患……恐不及不用。"后世医家，多以药物效能被抑制解释。也就是说相恶是一种药物能抑制另一种药物的功效，所以相恶药物应当避免使用。

相畏、相杀、相恶三者，均为配伍中的制约关系。相畏、相杀，从毒性制约之双方而言；相恶，从效能受制而言。

李时珍认为："相恶者，夺我之能也；相畏者，受彼之制也……相杀者，制彼之毒也。"从其《纲目》中七情药例看，李时珍既接受了《本经》《本草经集注》关于相畏是毒性受制的理论，列出半夏畏生姜、生姜杀半夏毒的畏、杀相对关系，又接受了相畏是效能受制的观点，列出巴豆畏大黄。说明相畏也有效能受制的含义，故相畏与相恶有关。这一观点，在《本草备要》和《本草从新》中亦有反映。

从上述各家论述中，相畏的含义，在《本经》《本草经集注》的基础上，有了发展和衍变。相畏既与相杀并提，又与相恶相通，具有制约毒性和制约效能的双重关系。从而演变为"畏、恶互通说"，以相畏与相恶并提，其义互通，一般作为配伍禁忌。当时所出现的"十九畏"，与相畏的原始含义不同，可能与"畏恶互通说"的相畏有关。

4. 相反　《本经》提出相反、相恶"勿用"，至今都作为配伍禁忌。陶弘景更指出"相反为害，深于相恶""相反者彼我交仇，必不宜合"，后世医家都认为相反药"必不可使和合""共则害事""两不相合"等。

现代有关医药著作，多从毒性，烈性角度阐述，认为相反配伍，能产生或增强毒性烈性和副反应，虽古今都有相配的例子，但仍主张不宜同用或慎用。

在临床上使用药物配伍时，应按照七情理论，充分利用相须、相使的药物，以增强疗效；利用相畏、相杀的药物，以降低毒性和副反应；避免相反、相恶的药物同用，以免影响药效或产生不良反应。

二、药对

药对又称为对药，或对子、兄弟药、姊妹药、药组等。大多由两味药成对相配，是临床上常用的相对固定配伍形式，为中药配伍中的最小单位，其组成简单，并具备中药配伍的基本特点。药对的功用与其中每味药的性能功效关系密切，但并非是简单的叠加，其配对后的功用优于单味药，能使药效增强，或作用全面，或减低、消除毒副反应。

1. 药对组合的依据　药对是配对药物在七情配伍关系基础上的组合，符合中药配伍规律。建立药对的目的，更好地适用于临床应用，以相须相使配伍最多。"十八反""十九畏"的药物，也有同用的，如甘遂与甘草、丁香与郁金等，称之为"相反药对"。

历代医药著作中，记载用两种药物成对配用的很多，如《伤寒杂病论》半夏配生姜治呕而不渴的支饮，干姜配附子增强温中散寒，回阳救逆的功效；又如《内外伤辨感论》当归配黄芪治血虚，《太平惠民和剂局方》黄连配木香治热痢等。但都没有称为"药对"。早期文献以药对命名的有《雷公药对》，徐之才《药对》，皆已亡佚，仅能在其他医著中见到部分内容，也未见以药物成对配用的具体记载。故成对配用的"药对"，当是后世才有。这是从历代医家长期用药经验的积累中提炼出来的行之有效的配伍对子。尤其是号称方书之祖的《伤寒杂病论》，其中配伍用药的丰富经验，成为现代研究"仲景药对"的热点。

现代医家的临床经验丰富了药对的内容，如秦伯未《谦斋医学讲稿》"漫谈处方用药"中，列出81对中药配伍，认为能加强药物的效能，扩大治疗范围。《施今墨对药临床经验集》收载对药277对，分24类，在引证前人经验的基础上，侧重阐述施氏的配伍经验，如创制苍术与玄参合用的润燥配对等。此外，高晓山主编的《中药药性论》

"配伍基础理论"中，搜集药对达 750 余对，按其配伍后的功效主治分为 13 类。这些药对，均为临床所常用，可见药对的组合具有深厚的临床基础。

2. 药对的应用　药对是相对固定的配伍单位，具有一定的独立性，具体应用时，比较灵活，可以根据病情需要，或单用一个药对，或以两个以上的药对配合应用。单用一个药对，如黄连配吴茱萸之左金丸，女贞子配旱莲草之二至丸，全蝎配蜈蚣之止痉散，木香配黄连之香连丸等，两个以上药对合用，即组成了复方，如四君子汤用人参与甘草补气，白术与茯苓健脾，治疗脾胃气虚、运化不良之证；又如大承气汤，用大黄与芒硝攻下实积，枳实与厚朴宽中下气，用于实热里结、脘腹痞满等证。因此，药对与方剂的组成，关系十分密切。他们都由单味药组成，都在一定的治则治法指导下应用。只是药对的组合以七情配伍为理论基础，组成的药物之间，不强调主次之分，方剂则以"君、臣、佐、使"为组方原则，其组成药物之间存在主从、层次关系。方剂中可包含药对，大多数方剂包含两个以上的药对。不少药对，可见于某一方中，也可见于其他方剂中，如生姜、半夏配对，可见于小半夏汤，也可见于小柴胡汤、半夏厚朴汤、竹茹汤等。此外，有的药对，还可通过调整两药的用量，以适应病情的需要，如黄连与吴茱萸，寒药与热药配对，功能泄肝和胃，为治呕逆吐酸所常用，若肝火犯胃，则黄连用量多于吴茱萸；若肝寒犯胃，则吴茱萸用量多于黄连。由此可见，在实际应用中，药对具有更强的灵活性、适应性。

目前中药配伍的临床研究和实验研究，往往以药对作为重点。一些常用药对，如升麻与柴胡、大黄与芒硝、当归与川芎等，以及著名的药对方剂如芍药甘草汤、当归补血汤、失笑散等的配伍机理研究，得到初步阐明。在中药配伍理论的现代研究中，药对的研究进展较快，在理论和实践上均有一定规模，并有人提出了"药对学"的概念。

第三节　配伍规律

一、七情配伍

根据七情的基本含义和临床意义，七情配伍关系的配伍规律，可概括为三个方面：

1. 相须、相使配伍　相须、相使配伍均有增强药效的作用。临床上药对或复方中，相须、相使的配伍应用最广。

相须配伍的药物，性能多相类似，合用后起到协同作用而增强药效。如附子、肉桂，均为辛热药，俱能温阳补火，合用后，温肾助阳的功效更强。

相使配伍的药物，性能有某种共性，合用后能增强共有的功效；或一药辅助另一种药物发挥更好的疗效。如黄芪与防己，两药均能利水，而黄芪还能益气健脾，配伍后则助防己增强利水消肿的功能，用于气虚水湿不化之证。

此外，配用引经药以引导其他药物同入病所，使更有效地发挥疗效，也属于相使之例。如李杲《用药心法·随证治病药品》记载："如头痛须用川芎，如不愈，加各引经药：太阳，羌活；阳明，白芷；少阳，柴胡；太阴，苍术；厥阴，吴茱萸；少阴，细辛。"

2. 相畏、相杀配伍 相畏、相杀配伍可减轻或消除药物的毒性或副反应，如仲景小半夏汤、小柴胡汤、生姜泻心汤等方中，半夏、生姜同用，以生姜制半夏的毒性，即相畏、相杀的配伍关系，且生姜、半夏均能止呕，故在止呕方面，又能发挥协同作用。

3. 相恶、相反配伍 相恶配伍可使功效受到抑制，并非绝对禁用。如黄芩与生姜，《本经》谓之相恶，但历代医家应用甚多，如小柴胡汤、半夏泻心汤等。一般认为相反配伍能产生毒性反应或副作用，属配伍禁忌，但对某些疾病，仍可配用，故也不是绝对禁忌。

该类配伍，古人进行过探讨。如《本草纲目》人参条"气味"项下引李言闻语："东垣李氏理脾胃、泻阴火，交泰丸内用人参、皂荚，是恶而不恶也。古方疗月闭，四物汤加人参、五灵脂，是畏而不畏也。又疗痰在胸膈，以人参、藜芦同用而取涌越，是激其怒性也。"又如尤在泾在《金匮要略心典》中解释甘草半夏汤时曰："甘草与甘遂相反，而同用之者，盖欲其一战而留饮尽去，因相激而相成也。"

从以上"恶而不恶""畏而不畏""相激相成"等论点中，提示这类配伍，在一定条件下同用，可以发挥特殊作用，这种条件，可能有两方面：

一是用于顽证、重证，用一般治疗方法难以取效的。如《珍珠囊补遗药性赋》所载的："大毒之疾，又须用大毒之药以劫之。如古方感应丸用巴豆、牵牛同剂，以为攻坚破积之用。"

其次是采取适当的用法。刘河间治水肿，以甘遂末涂脐腹，内服甘草水，其肿便去；《圣惠方》治二便不通，以甘遂末面糊调敷脐及丹田，饮甘草汤，以通为度；《永类铃方》治耳聋卒闭，以甘遂裹绵插耳，口嚼甘草，耳卒自通。可见不同医家，治疗不同病证，采用了内外分用的给药方法，这种考虑服药安全的用法，对后人很有启迪。

另外"相反"还有另一种含义，是指两种性能对立的药物配伍，起到"相反相成"的效果。如《景岳全书》济川煎，升麻配牛膝，为升、降同用；《金匮要略》橘皮竹茹汤，人参、甘草与橘皮、生姜配伍，为补、消同用；《韩氏医通》交泰丸以肉桂配黄连，为寒、热同用；《伤寒论》桂枝汤以桂枝配芍药，为敛、散同用等。这种"相反"与"十八反"相反的概念完全不同。这种配伍常见于许多著名的方剂中，与反佐、制约有别，其中包含一些中医理论问题，如气机升降、生克制化、水火相济等，体现了中医药理论的特点。

二、随证配伍

随证配伍，是根据疾病的证候，选用相应的药物配伍应用，随着病证的变化而加以调整，既是七情理论的实际应用，又体现了中医临床辨证施治的原则。

历代本草重视随证配伍，如陶弘景《本草经集注》已载"芎䓖得细辛，疗金疮，止痛；得牡蛎疗头风，吐逆""防风得泽泻、藁本疗风，得当归、芍药、阳起石、禹余粮疗妇人脏风"等内容。

随着医药的发展和临床经验的积累，随证配伍的记载也逐渐丰富且更较明确。《本草纲目》，全面总结前人配伍理论，重视随证配伍，并有所发挥，如论芍药配伍"同白术补脾，同川芎泻肝，同人参补气，同当归补血，以酒炒补阴，同甘草止腹痛，同黄连止泻痢，同防风发痘疹，同姜枣温经散湿"等，更为切合实用。至清代《得配本草》，更侧重于随证配伍，所载内容十分详细。

本草中除了以一味药为中心，通过随证配伍，治疗不同病证外，还有以病证为中心的随证配伍。如《嘉祐本草》收载徐之才《药对》以虚证为例的随证配伍24条"虚劳而头痛复热加枸杞、葳蕤，虚而欲吐加人参"等。李杲《随证用药凡例》按疾病为主，举出多种随证配伍用药的例子，如"胸中痞塞：实用厚朴、枳实，虚用芍药、陈皮，痰热用黄连、半夏，寒用附子、干姜"等。其补中益气汤的20余条加减法中，有："腹中痛者，加白芍、炙甘草；恶寒冷痛者，加桂心；恶热喜寒而腹痛者，加白芍、炙甘草、黄芩；天寒时腹痛，去芍药加益智仁或半夏、生姜"等，则是临床随证加减配伍的具体例子。

无论以药物为中心或以病证为中心配伍，都是用药经验的总结和归纳，为后世临床配伍用药，提供了宝贵的资料，大量的成对配伍，是后来形成"药对"的基础。随证配伍，当以辨证为前提，通过辨证，才能随证选用相应的药物，按七情配伍规律，予以适当配伍，从而增强药效，适应病情的需要，达到愈病的目的。

第四节　配伍应用的研究

"君臣佐使"配伍理论提纲挈领的将中医组方思路，以清晰的层次结构展现出来。中医药向现代科学发展的进程中，以复方黄黛片为例，其认为四硫化四砷为君药，直接作用于癌蛋白，诱导其降解；丹参酮和靛玉红是臣药，促进癌蛋白的泛素化，并加快其降解；青黛为佐药，可降低雄黄毒副作用；丹参酮、靛玉红亦为使药，能增加运输四硫化四砷通道蛋白的数量。抗癌新药榄香烯同样可以用此法分析。有学者用郁金方来阐述"君臣佐使"配伍机制，分析郁金方的分子靶标网络得出：君药郁金在活性成分及作用靶点上所占比例居首位；臣药栀子少于郁金，与郁金拥有最多的共同靶标，可增强郁金的作用；佐、使药通过减少郁金、栀子的毒性以及引导药物到达靶器官，实现其辅助作用。有学者以麻黄汤为研究对象，发现臣药桂枝、佐药杏仁、使药甘草，对方中君药麻黄有效成分的药动学参数产生影响，结果提示臣、佐、使药在方中的作用和地位与传统中药配伍组方原理相近。

目前，对于中药药对配伍的物质基础及相关机制研究主要围绕药对配伍前后的化学成分、药动学及药理作用三方面进行，并取得了一定的进展。

其中化学成分变化方面，药对经过配伍后，由于两药之间发生化学反应使得主要药效成分种类、溶出率发生变化，从而达到增效减毒的目的。目前多采用质谱与色谱结合的方法对药对配伍前后的差异成分进行分析，以期探讨其配伍后化学成分的变化规律，为临床用药提供参考；药对经过配伍后，由于中药成分复杂，各成分之间在体内发生相互作用。因此，常通过测定药动学参数，观察药物成分体内的吸收、分布、代谢、排泄等药动学特征对其配伍机制进行研究。除此之外，还采用生物效应的方法对药物代谢酶的活性进行测定，通过抑制或诱导药物代谢酶的活性使药物体内代谢过程及其作用部位的药物浓度发生变化，以揭示药对配伍的科学内涵，为临床的合理用药提供依据；药对配伍后的药效学评价是判断两药配伍是否合理的重要考察内容，目前药效学评价指标已逐步扩充到整体动物、器官组织。

如何理解"反"的含义，目前中医药界有如下几种观点：一种观点认为"反"是绝对的，反药之间因药性中存在不可调和的内在矛盾，所谓"彼我交仇"，故一旦合用即可产生毒副作用或药效拮抗。另一种观点认为，"反"是相对的，只在一定剂量、配伍比例、剂型、病证条件下才能发生致毒、增毒、降效、减效的药物相互作用，并且在一定条件下可发生配伍禁忌与适宜配伍之间的转换。所谓"反"即是建立在特定化学物质基础与生物学效应上的机体不良反应，具有量－毒－效转化规律，是相对的、动态的"反"。除了毒副作用之外，也有观点将妨害治疗理论作为"十八反"的科学内涵之一，妨害治疗即反药合用发生不利于临床治疗或不利于机体康复的各种效应。极少数学者持第三种观点，即否定"十八反"等配伍禁忌的存在，认为各反药不必拘泥于理论禁锢，只要"对证"即可下药。

中药"十八反"可能的作用模式至少包含以下三类：一是致毒增毒模式，该模式主要表征了相反配伍的特点；二是降效减效模式，该模式主要表征相恶/相畏的特点；三是毒效复合作用模式，该模式同时具备多种致毒增毒、降效减效等多元配伍特征。这三种模式均围绕毒副作用和治疗效应展开，并且从化学物质基础的角度提出了六种可能的配伍禁忌机制：药物之间发生物理相互作用，致使某些毒性物质溶出释放或抑制功效物质的溶出释放；某药物多种化学成分受到另一药物影响向毒性化合物转化；不同药物化学成分之间发生化学反应，产生新的毒性成分或功效物质的破坏失活；药物在体内相互作用产生毒性代谢产物；药物相互作用对药物体内过程产生不利影响；药物调控机体代谢酶进而对机体产生不利影响。

药性配伍的研究相对较少，其原因或归结于性味的抽象复杂，有学者基于此，利用现代科学，以剂量百分比及中药性味量化为参数，计算方剂的性味。也有学者采用相对剂量，计算方剂的综合性、味，以期使性味更客观的展现。关于药性理论研究的假说不断被提出，如中药四性"性－效－物质三元论"假说，中药性味的可拆分性、可组合性研假说，基于"证－药效－药性"观念的"药性本质多元"假说，"三要素"理念假说等。有学者采用 UPLC/Q－TOF/MS 技术探究典型热性、寒性中药对正常大鼠代谢的干预作用，发现寒、热性中药以影响大鼠能量代谢为其主要特征，初步揭示了中药四性同机体能量代谢的关系。通过进一步研究附子、干姜、花椒对正常大鼠能量代谢以及相关蛋白表达的影响，将代谢组学与蛋白组学结果结合，发现现附子、干姜、花椒中各分子均主要参与糖代谢、脂肪酸代谢、氨基酸代谢等途径，增加机体内热量的生成，提高对能量的利用来影响机体的能量代谢。但有些药性研究，多局限于性味，有关升降浮沉等药性之研究尚少。

第五节　君臣佐使

方剂就是按照"君臣佐使"的组方原则，选择合适的药物组合而成的。君臣佐使也就表明方剂的组成药物，在方剂中的作用和地位。

君臣佐使理论，首见于《黄帝内经》，如《素问·至真要大论》曰："主病之谓君，佐君之谓臣，应臣之谓使。"《神农本草经》序例中也有"药有君臣佐使，以相宜摄合和"的论述。

金代成无己首次在《伤寒明理论·药方论》诸方中标注了"君臣佐使"。此后，多数医家在论述方剂时，常从"君臣佐使"角度来分析药物配伍及其作用，成为历代医家遣药组方的理论指导和阐明方剂配伍关系的依据。

《本经》曰："药有君臣佐使，以相宜摄合和。"明确提出："上药一百二十种为君，主养命以应天，无毒，多服、久服不伤人；中药一百二十种为臣，主养性以应人，无毒、有毒斟酌其宜；下药一百二十五种为佐使，主治病以应地，不可久服。"主张君臣佐使是由药物的补养或治病作用及有毒无毒决定的，类似的说法还有："以众药之和厚者定为君；其次为臣为佐，有毒者多为使。"认为上品为君，中品为臣，下品为佐使，是固定不变的，另外规定了"一君二臣三佐五使""一君三臣九佐使"的固定配伍比例模式。

北齐徐之才《药对》及唐代甄权《药性论》两书所载药物的君臣使归属已不完全以药性和厚、有毒无毒为依据。根据《嘉祐本草》引述：所引《药对》276 味药，其中240 味药有君臣佐使归属；引《药性论》384 味药，其中 252 味药有君臣佐使的归属。《药对》和《药性论》两书中药物的君、臣、佐、使仍是固定的，该时期有毒、无毒、药性等已不是决定君、臣、佐、使的主要条件。大约在南北朝至唐初期间，《本经》与《别录》中的三品与君臣佐使的关系已逐步打乱。

明末清初，君臣佐使固定论仍有一定影响，如卢之颐认为："君臣佐使之说，圣有明谟，较若面一，无可移易。然亦借国体喻之，如人主清境内而授之将，则君且委责于臣矣，顾此适足以彰主之明而成主之重。"

与君臣佐使固定论相对的是君臣佐使随证论，是以药物在治疗疾病过程中的主次作用及相互关系来区分君臣佐使的，如《素问·至真要大论》中指出："主病之谓君，佐君之谓臣，应臣之谓使，非上、中、下三品之谓也。"唐代王冰注释此文曰："上药为君，中药为臣，下药为佐使，所以异善恶之名位，服饵之道，当从此为法。治病之道，不必皆然。以主病者为君，佐君者为臣，应臣之用者为使，皆所以赞成方用也。"

北宋沈括指出："旧说'用药有一君二臣三佐五使'之说，其意之谓药虽众，主药者专在一物，其他则节级相为用，大略相统制，如此为宜，不必尽然也。所谓君者，主此一方，固无定物也。"《药性论》乃认为："众药之和厚者定为君，其次为臣、为佐；其有毒者多为使，此谬论也。设若欲攻坚积，则巴豆辈，岂得不为君也。"

明代何伯斋认为："主治者，君也；辅治者，臣也；与君相反而相助者，佐也；引经及引治病之药至于病所者，使也。如治寒病用热药，则热药君也；凡温热之药，皆辅君者也，臣也；然或热药之过甚，而有害也，须少用寒凉药，以监制之，使热不至为害，此则所谓佐也。至于五脏六腑，及病之所在，各须有引导之药，使药与病相迁，此则所谓使也，余病准此。"何氏阐述了《黄帝内经》君臣佐使的含义，对后世方剂配伍起着指导作用。

君臣佐使与药物剂量的关系，历来存有不同认识。元代李杲《脾胃论》中曾提出："君药分量最多，臣药次之，使药又次之，不可令臣过于君。君臣有序，相与宣摄，则可以御邪除病矣。"该书中的补脾胃泻阴火升阳汤，似是李杲以用药剂量定君臣佐使的代表方剂。《脾胃论》及李杲其他遗药组方之论述，则多与"主病之谓君"相符，如"假令治表实，麻黄、葛根；表虚，桂枝、黄芪；里实，枳实、大黄；里虚，人参、芍药；热者，黄芩、黄连；寒者，干姜、附子之类为君；治上焦热，黄芩为君；治中焦热，黄连为君；治湿，防己为君；治寒，附子之类为君，兼见何证，以佐使药分治之"。凡解利伤风，以防风为君，甘草、白术为佐。《经》云："辛甘发散为阳。风宜辛散，防风味辛，及治风通用，故防风为君，甘草、白术为佐。"但《脾胃论》中补中益气汤、清暑益气汤等著名方剂，亦非以用药剂量定君臣佐使者。再参考李杲论枳术君臣之枳术丸曰："白术甘温，补脾胃之气……过于枳实克化之药一倍。枳实苦寒，泄胃中痞闷，化胃中所伤，是先补其虚而后化其伤，则不峻矣。"可见李杲非绝对以剂量定君臣佐使，而是认为用药剂量与君臣佐使有关，但药物在疾病中所起的治疗作用大小仍是决定因素。

近年来，许多学者就君臣佐使与用药剂量的关系问题，进行了学术争论，认识不一。有的认为与剂量关系很大；有的认为从古今方剂配伍情况来看，以剂量轻重区分君臣佐使不切实际，如桂枝汤中桂枝（君）、白芍（臣），生姜（佐）用量相等，小青龙汤中麻黄（君）、桂枝（臣）、干姜、细辛（佐）、甘草（使）用量亦相同；还有的认为药物剂量应理解为与药物功效及常用量比较而言的相对用量等。现代一般多认为，用药剂量与君臣佐使有一定关系，在某些方剂中，用量变化可以改变主治功用的主要方面，即君臣佐使的位置改变，但多数方剂君臣佐使的确定仍是依据药物在方剂中所起主次不同的治疗作用。

然而，从总体看君臣佐使仍不失为方剂配伍组成的基本原则，遵照这一原则，组方、分析主次分明，有一定规律可循。现代对君臣佐使具体含义，比较一致的认识是：

1. 君药　针对主病或主症起主要治疗作用的药物；

2. 臣药　辅助君药加强治疗作用的药物；

3. 佐药　有三种意义：佐助药，是协助君、臣药治疗兼证的药物；佐制药，用于消除或减弱君、臣药的毒性，或能制约君、臣药峻烈之性的药物；反佐药，病重邪盛，可能拒药时，配用与君药药性相反而又能在治疗中起相成作用的药物；

4. 使药　有两种意义：引经药，能引方中诸药到达病所的药物；调和药，具有调和方中诸药作用的药物。

一般来讲，方剂中，君药是不可少的，某些方剂中，臣、佐、使药不一定必备，而某些方剂中的药物又可兼君、臣、佐、使之二三。君臣佐使说明药物在治疗中的主次、协同拮抗关系，亦有称君药为"主药""主帅"；臣药为"辅药"；有时与佐药合称"臣佐"；使药有时与引经药不分，还有人统称臣佐使为"副药"。

第六节　中药用药禁忌

禁忌，也称为"不宜"。禁，有禁止、制止之谓；忌，有畏忌、顾忌之义，中药禁忌，主要指某些药物对某类患者或病证不利或能产生副反应和不良反应，因此不宜使用，或禁止使用，以保证临床治疗效果和用药的安全。

中药禁忌包括配伍禁忌、妊娠禁忌、证候用禁药忌、服药时的用药禁忌。此外，药物炮制、制剂中也有禁忌规定，虽属于制药和药物用法的范畴，但与临床疗效也具有密切关系。根据禁忌药对患者影响的程度不同，又常分为禁、忌、慎三等。禁的程度最重，这类药物可能使某些患者产生严重的不良后果，必须严格禁止使用。忌的程度较次，这类药物可能产生不良反应，不能不有所畏忌。慎的程度最轻，这类药物性质比较缓和，但对病人也存在不利的因素，仍须谨慎使用。

病证药忌，是与辨证用药紧密相联的，凡是与辨证相背的，或者有可能导致病情向不利方向转化的药物，都属于禁忌之例，如《注解伤寒论·伤寒例》所云："桂枝下咽，阳盛则毙；承气入胃，阴盛以亡。"说明热药忌用于阳盛之热证；寒药忌用于阴盛之寒证。否则可导致不良后果。在不少本草著作中，也常记述这种病证药忌，如《本草经疏》槟榔条云："凡属阴阳两虚，中气不足而非胃肠壅滞，宿食胀满者，悉在所忌。"《本经逢原》独活条云："气血虚而遍身痛及阴虚下体瘦弱者禁用。"槟榔为破积攻邪之药，故不宜于脾胃虚弱的患者；独活温燥辛散，忌用于气阴虚弱的患者。

一、配伍禁忌

配伍禁忌是指某些药物合用会产生或增强剧烈的毒副作用或降低、破坏药效，因而应避免配合应用，也即《神农本草经》所谓"勿用相恶、相反者"，目前医药界普遍认可的配伍禁忌有"十八反""十九畏"。

（一）"十八反"

"十八反"原意是指十八种相反的药物，见载于《本草经集注》序录的七情药例中。《蜀本草》在统计《本经》七情药物中，亦云"凡三百六十五种……有相反者十八种"，今人所谓"十八反"之名盖源于此，至宋代《圣惠方》药"相反"项下，将十八种相反的药物归于一处"乌头反半夏、瓜蒌、贝母、白蔹，甘草反大戟、芫花、甘遂、海藻，藜芦反人参、细辛、芍药"，与《本草经集注》序录七情药例中所载药数相符。

《圣惠方》将十八种相反药专项列出，说明当时对"十八反"的配伍禁忌已相当重视。以后又出现了歌诀而渐致流行。最早的歌诀可见于《宝庆本草折衷》所引《经验方》（已佚）的"十九反歌"，歌曰："贝母半夏并瓜蒌，白蔹白及反乌头；细辛芍药五参辈，偏与藜芦结冤仇；大戟芫花并海藻，甘遂以上反甘草，记取歌中十九反，莫使同行真个好。"因为宋代本草中乌头所反的已有"半夏、瓜蒌、贝母、白蔹、白及"5种，故合计应是19种。与《宝庆本草折衷》大约同时期的张从正《儒门事亲》和署名李杲的《珍珠囊补遗药性赋》中，均载有十八反歌，但实际也是19种药物。此歌流行最广，歌云："本草名言十八反，半蒌贝蔹及攻乌，藻戟遂芫俱战草，诸参辛芍叛藜芦。"金元以后，相反药的种类，随着本草药物的发展而续有增加，相反药的歌诀也增至多种，有的歌诀中所含相反药多至 20 余种。据考证，与藜芦相反的"五参"或"诸参"，宋以前种类基本一致，金元以后，说法渐多。明清间 32 部文献中所称"诸参"，涉及 7 种"参"，说法达 22 种，近现代文献所称"诸参"，涉及 17 种"参"，说法达 11 种，55部，文献正文中与藜芦相反的"参"，涉及 16 种"参"，说法达 38 种。又据《中药十八反研究》资料，从历代文献中所整理的相反药，共得 189 组，涉及药物超过 200 种。但"十八反"的名称，至今仍然沿用，可见"十八反"已不是严格的数量词，"十八反"实际是相反药的同义语。

"十八反"虽列为配伍禁忌，但古方中也有以相反的药物配伍同用者，如仲景甘遂半夏汤，即以甘遂与甘草同用。故李时珍认为相反药虽不宜配伍，但也不是绝对禁忌："盖相须、相使同用者，帝道也；相畏、相杀同用者，王道也；相恶、相反同用者，霸道也。有经有权，在用者识悟尔。"朱丹溪在其所著《本草衍义补遗》中称："人参与藜芦相反，若服一两参，入藜芦一钱，其一两参虚费矣。"

（二）"十九畏"

"十九畏"属配伍禁忌，首见于《医经小学》引《儒门事亲》的"十九畏歌"，歌云："硫黄原是火中精，朴硝一见便相争。水银莫与砒霜见，狼毒最怕密陀僧。巴豆性烈最为上，偏与牵牛不顺情。丁香莫与郁金见，牙硝难合京三棱。川乌草乌不顺犀，人参又忌五灵脂。官桂善能调冷气，若逢石脂便相欺。大凡修合看顺逆，炮爁炙煿要精微。"此后，各家著作引述，除用字稍有出入外，内容并无变动。

从《本草经集注》序录"诸药制使"的七情药例中，所见相畏的药物有 86 组，涉及药物 160 余种，其中均未见有与"十九畏"相同的组对，故"十九畏"不仅在含义上与《本经》《本草经集注》不同，具体药物亦不一致。

"十九畏"虽被作为配伍禁忌，但在古今方书中，也有不少含"十九畏"配伍的方剂，如《普济方》中含"十九畏"配伍的内服成药方就有 289 个，《全国中药成药处方集》中含"十九畏"配伍的有 125 方。其中几乎全部"十九畏"配伍，都曾出现，可见"十九畏"药物，也并非绝对禁用。

"十八反""十九畏"配伍禁忌的讨论，一直延续至现代。根据目前有关资料，"十八反""十九畏"已作了很多调查研究工作，由于结果互有出入，因此研究工作尚须进一步深入。

二、妊娠用药禁忌

妊娠用药禁忌是指妇女妊娠期间治疗用药的禁忌，亦称妊娠药禁、妊娠忌药、胎前药忌等。其主要内容，指妊娠期间除引产、中断妊娠以外，禁忌使用的药物，由于某些药物同时也是食物，妊娠禁忌药的部分内容与妊娠食忌相同。

（一）历史源流

《素问·六元正纪大论》记载："妇人重身，毒之何如？岐伯曰：'有故无殒，亦无殒也……大积大聚，其可犯也，衰其大半而止，过者死。'"表明当时对妊娠用药已很注意，指出孕妇如患有大积大聚之证，也可应用剧毒药攻之，但在病去大半时，即应停止使用，用之太过，则可损害胎孕而导致死亡，提示孕妇不宜使用剧毒药，不得已而用之，但必须十分谨慎，不能过用或久用。虽无妊娠禁忌的提法，已寓有禁忌的含义。

《神农本草经》已有堕胎药的记载，堕胎药可损害胎孕，引起流产，中止妊娠，故实际上能堕胎的药物，必然是妊娠忌用的药物。

在现存的文献中最早有具体的妊娠禁忌药记载的见于南宋朱端章《卫生家宝产科备要》。该书内容大多采录前人医著，其中"产前所忌药物歌"主要采自庐江助教刘宝的《经验名方》，而歌诀前则又有"卢医周鼎集以为歌"的注语，《卫生家宝产科备要》产前所忌药物歌收载妊娠禁忌药计有73种。《局方》所附许洪的《指南总论》和陈自明《妇人良方大全》中亦载有妊娠药忌歌，内容与《卫生家宝产科备要》所载基本相同，且《指南总论》中亦注明歌诀为卢医周鼎所集，由此推断，这三书中妊娠禁忌药的歌诀，可能同出一源。由于《局方》和《妇人良方大全》流传较广，后世许多文献转引时，往往以此两书为本。

元代以后，出现一些以常用药为主要内容的妊娠禁忌歌，如明初颜汉所著《便产须知》中有妊娠服药禁忌歌，收载药物仅39种，张介宾《景岳全书·妇人规》和刘纯《医经小学·妊娠服禁》中均为引用。《珍珠囊补遗药性赋》中记载的"妊娠服药禁歌"与《便产须知》除个别药物不同外，其他内容均相一致。

南宋以至清代，各家编撰的妊娠禁忌歌，计达数十种，其间或大同小异，或繁简不同，或药物编排的顺序不一。

由于医药的发展，药物不断增加，妊娠禁忌药，包括堕胎药，也相应地逐渐增多，如堕胎药《本经》只有6种，《别录》为21种，《本草经集注》为42种，《证类本草》序例所载有53种，至《纲目》则已增至72种，这些堕胎药在妊娠期是禁忌使用的。但妊娠禁忌药并不全是堕胎药，妊娠禁忌药从南宋《卫生家宝产科备要》列举的73种以来，历代均有增加，近代从81部古今医药文献中整理所得，妊娠禁忌药达723种之多。

（二）妊娠禁忌药的范围及分类

根据前人用药经验以及妊娠禁药损害作用时程度区分，归纳起来，不外禁用、忌用和慎用三大类，应区别对待。

禁用药物，均为剧毒药、逐瘀破血药或药性竣猛之品，如水银、砒霜、雄黄、雌黄、轻粉、斑蝥、蟾酥、马钱子、胆矾、皂矾、野葛、藜芦、瓜蒂、蜈蚣、麝香、甘遂、大戟、芫花、牵牛子、巴豆霜、千金子、常山、川乌、草乌、水蛭、硇砂、芦荟、三棱、莪术等。

忌用药物，包括药性较强的活血行气药、泻下药，如红花、肉桂、商陆、没药、乳香、芒硝、牛膝、番泻叶、冬葵子、姜黄等。

慎用药物，包括行血祛瘀、行气破滞、辛热滑利药，如牡丹皮、大黄、木通、桃仁、桂枝、五灵脂、王不留行、半夏、枳实、枳壳、山楂、附子（制）等。

此外，如白茅根、槐花、瞿麦、薏苡仁、代赭石、通草、神曲、麦芽、车前子，古人虽有禁忌之记载，但除了先兆流产、跌扑，闪挫伤胎者，一般不是绝对禁忌，可据辨证应用，但不宜过量，应中病即止。以上对于妊娠禁忌药的功能类别以及禁忌程度的区分，对妊娠期临床用药具有指导意义。

历代文献中有关禁忌药对妊娠产生的影响往往有不一致的认识，对某种具体药物是否应当禁忌，对产生的后果，也常有不同认识，有的甚至互相矛盾，但可以肯定，古人已经注意到妊娠期用药的特殊性，认识到某些药物可能不利于妊娠过程，不利于胎儿、孕妇。这些可能性的存在以及应该避忌的理论是妊娠禁忌理论的重要内容，随着临床医学对妊娠用药的重视以及实验研究的不断深入，对这些理论的机理研究必将在现有的基础上取得新的成就。

（三）妊娠禁忌药的临床意义

妊娠禁忌药是历代医家从临床实践中不断总结出来的经验结晶，具有一定的科学性和临床实践基础，对指导妇科临床安全用药具有一定意义，应予以足够的重视。凡属禁用的药物，特别是剧毒药如砒霜、斑蝥等绝对不能使用；凡属慎用的药物，如大黄、木通、冬葵子、牡丹皮等，则可根据孕妇患病的情况，斟酌使用。对此，前人积累了丰富的用药经验，主要归纳为以下几方面：

1. 强调"有故无殒，亦无殒也"　　妊娠禁忌药，特别是慎用药，是否危害孕妇，损伤胎元，大多与药物的品种、用量、用法以及孕妇的体质强弱等因素有密切关系。有些学者认为，孕妇患病，即使药性峻烈，只要辨证正确，使用适当，可以达到"病去胎安"的目的，这就是《素问·六元正纪大论》所谓："有故无殒，亦无殒也。"如果规避勿药，则邪气日盛，正气必衰，"母将羸弱，子安能保"。

历代方书中用于胎前治病的方剂，如《金匮要略》桂枝茯苓丸、附子汤、干姜人参半夏丸、葵子茯苓散，《三因极一病证方论》商陆赤小豆汤，《医垒元戎》大黄六合汤等，方中牡丹皮、桃仁、附子、半夏、冬葵子、商陆、大黄等都属妊娠忌用药。《普济方》820个孕期内服处方，其中74方有半夏，72方有干姜，25方有桂心或大黄，21方有木通或冬葵子，16方有滑石，12方有附子，其余妊娠禁忌药也有应用。

由此可见，在必要的情况下可以使用某些攻邪药物，尤其对重症、急症，必先祛其病邪，病退则胎安有望，病进则母子难保，但必须谨慎投药，斟酌用量，中病即止，切勿过剂、久用。

2. 强调妊娠患病，治病护胎须兼顾　妊娠患病，不得已而用禁忌药，应以护胎为要，且要与护胎药兼用。如雷丰在《时病论》中云："凡治胎前之病，必须保护其胎。"古人虽有"有故无殒，亦无殒也，大积大聚，其可犯也，哀其大半而止"之训，还提出"不但重病宜慎其药，即寻常小恙亦要留心，如化痰之半夏，消食之神曲，宽胀之厚朴，清肠之槐花，凉血之丹皮、茅根，去寒之干姜、桂、附，皆为犯胎之品，最易误投"。

汪朴斋《产科心法》指出："有热病闭结，伤寒传经入腹而必欲大黄者，有中寒于阴必欲姜、桂者……此即有病则病当之，乃从权也。然不得已而用之，又不可过剂，而用药中亦有顾胎之味。予意胎前有病证，重在保胎……此至稳至当之理也。"针对妊娠的生理情况，告诫医者不论是病轻病重者，都要以护胎为要，对有损于胎孕的药物，没有特殊必要，应尽量避免，以免发生事故，切勿凭"有故无殒"之说而擅用之。

3. 强调区别对待，重视辨证施治　历代医药文献所载的妊娠禁忌药，应认真分析，区别对待。除属于禁用和慎用外，有的是无毒可用之品，如白茅根、薏仁、干姜之类，以一般量服用，对胎元并无损伤，在正确辨证下使用更不会导致堕胎，有人提出禁忌药对胎孕的影响与胎龄长短关系很大，如陈治在《证治大还》谓："七月以后，诸不甚忌，唯忌巴、黄、附子、棱、蓬、轻粉。"郭佩兰的《本草汇》中谓："八月以后及胎前滞下者方可用枳壳。"周贻观的《周氏移珍济阴》认为："黄连、黄芩之属本清胎热，若用之太早体虚，是益以虚而堕胎必矣！惟胎五、六月，胎气渐逼，可斟酌用之。"

也有主张有些妊娠禁忌药通过适当配伍、炮制，于妊娠期不忌，如梁子材《不知医必要》称："半夏与参、术并用以补脾，可不必忌。"又云："凡妊娠有病，以四物汤为主，无论麻黄、桂枝、大黄、姜、附等药，皆可随证加入。"《会约医镜》："半夏，治……孕妇胃不和，呕吐不止者，加姜汁微炒，用之无妨。"《本草汇》云："肉桂，善堕胞胎，炒过便不损胎。"

另外，必须注意的是有些药物，虽不作为妊娠禁忌药，但用之不当亦能影响妊娠过程。如有些补益药用之过量，或服之不当，因过于壅补而滋腻，导致滞产，或胎儿生长失常，正如《医法圆通》所曰："近来有妊娠之妇，多有忌服药品……如病果当服，半夏、大黄、附子，一切药品，皆是安胎。病不当服，即人参、茸、胶、桂亦能堕胎。"在承认存在妊娠忌药的前提下，加上辨证、配伍、炮制等条件，以及注意掌握剂量、疗程等分寸，则妊娠禁忌药除了某些剧毒药外，临床上并非绝对禁用。

对于妊娠禁忌药的临床使用，历代医家的不同认识是药性理论中一个长期争议的内容。综合考虑机体、药物的各自特性，药物之间的相互影响以及机体对药物的反应，具体情况具体分析，比单独考虑药物性能或机体条件则更为符合中医药理论体系的特色。

三、服药饮食禁忌

服药食忌，是指服用药品时饮食方面的禁忌，又称为服药忌食。

（一）历史源流

《五十二病方》已有服药食忌的内容，如"令金伤毋痛"方，药用荠实及术等，方后有"毋食鱼、彘肉、马肉、龟"等记载。《汉书·艺文志》有《神农黄帝食禁》，顾名思义，"食禁"有可能包含着服药食忌的内容。

服药食忌在汉代有较大发展，可能与服石盛行有关。服石者服用矿物药过久会产生各种慢性中毒或并发症、继发症，称为金石发动。一般自发诸症称为发，由其他药物或食物诱发则称为动，金石发动，晋代陈延之《小品方》、葛洪《肘后方》、北周姚僧桓《集验方》、隋代巢元方《诸病源候论》中都有记载，《隋书·经籍志》中至少还有12部讨论治疗服石发动的专书。说明这几个世纪间，对于金石发动已有了较多的了解，即：某些食物可以诱发某些特定药物的不良反应，如《外台秘要·乳石论》记载"不可食者油脂，其性滑肠，而今人不能食……芥子及芥菜，皆能发药、发热"等，从而促进了对服药食忌的认识。

最早记载服药食忌的是《本草经集注》，南北朝的《范汪方》《养生要集》等均有补充。这一部分内容在后世，不仅见于部分本草，也见于方书，而且方书的补充较多，《中华人民共和国药典》也收载部分服药食忌内容。

（二）主要内容

《本草经集注·序录》内容包括三个部分：其一，术、巴豆、黄连、桔梗、半夏、菖蒲、细辛、甘草、藜芦、牡丹、空青、朱砂、茯苓等十五味药服用时须禁忌的食物；其二，服药时不可多食某些食物的通则；其三，"服药通忌"的其他事项，实际上与食物禁忌无关，并非服药食忌。因此，服药食忌的主要内容是一、二两个部分，后世医家对服药食忌的内容续有增加，尤以第一部分增加最多。

（三）意义

对服药禁用某些食物的原因，大致可归纳为以下几点：

一般油腻、肥厚、生硬的食物，不易消化，可以影响药力，无论服用何种药物，都应避免，这是属于服药食忌的一般通则，如《本草经集注·序录》载："服药不可多食肥猪、犬肉、油腻、肥羹、鱼脍腥臊。"《备急千金要方·服饵》谓："凡饵汤药，其粥、食、肉、菜皆须大熟。熟即易消，与药相宜；若生则难消，复损药力，仍须少食菜及硬物，于药为佳。亦少进盐、醋乃善。"

某些食物能影响一些药物的药性，使药物疗效伤失。《备急千金要方·食治·鸟兽》称："凡饵药之人不可食鹿肉，服药必不得力……所以然者，以鹿常食解毒之草，是故能制毒散诸药故也。"《东医宝鉴·汤液篇·服药食忌》："服茯苓人吃醋，则前功俱废。"又如《本草经集注》记载："有半夏、菖蒲，勿食饴糖及羊肉。"《范汪方》注云"今人病不除""有空青，朱砂，勿食生血物"。《养生要集》注称："病不除。"这些记载均是此方面的举例。

某些食物与某药同用，会使病情加剧，如《本草经集注》："有细辛勿食生菜。"《范汪方》注云："食之病增。"《本草经集注》又云："有牡丹，勿食生葫、蒜。"《范汪方》注称"一日勿食葫，病增"，《膳夫经》注称"二日勿食生蒜，病增"。

有些食物和药物同用后能引起其他病变或不良后果，如《东医宝鉴》载："服地黄、何首乌，人食萝卜则能耗诸血，令人发早白。"《本草经集注》记载道："有藜芦，勿食狸肉。"《范汪方》注称："食之使人水道逆上，成腹胀。"《膳夫经》云："有甘草，勿食芜荑及蓼，交令人废其阳道。"

此外，服药食忌还有时效的问题，如《备急千金要方》云："凡服汤，三日常忌酒。缘汤忌酒故也。"《调燮类编》载："食河豚鱼，一日内不可服汤、丸药，恐犯荆芥、桔梗、甘菊之类。"又如《雷公炮炙论》："服黄连十两，不得食猪肉，若服至三年，不得食猪肉一生。"服药三年与禁食一生，可能是受当时道家服食的影响。

对于服药食忌，古人也有不同的看法，如《圣济总录》："古方逐名下，并载此禁忌，谓如理中丸，合忌桃、李、胡荽、大蒜等物，即使服饵者多致疑惑。自非单行久服饵者，当依此法，仓卒治病，不必拘忌。"主张短时服药治病，可不必拘泥于服药食忌。

服药食忌，近代研究不多。其通则如"凡服药，通忌生、冷、油、滑"，比较容易理解，至于具体药物食忌的内容有很多有待于探讨研究。中医向来重视食疗与药疗配合，服药食忌应属于食疗、药疗配合中的禁忌，药、食配合的理论与中药配伍也应有类似之处，但是，药、食配合不是配伍。

一般来说，药物与食物不是同时服用；食物作用缓和，剂量方面也有相当大的差异，显然有其特殊之处，特别是食物与药物配合食用可能发生不良反应或危害的时效问题，令人难以置信，如服黄连3年，一生不得食猪肉；服蓖麻，一生不得食炒豆等，又该如何解释？这些都涉及现代科学尚未接触的领域。在确认这些服药食忌的科学性之前，还有大量的工作要做。

古代文献记载服药食忌的具体内容不多，但也同其他药性理论一样，有时会发现所载内容互不一致，甚至有互相矛盾的情况，《素问》称"毒药攻邪，五谷为养，五果为助，五畜为益，五菜为充，气味合而服之以补精益气""大毒治病，十去其六；常毒治病，十去其七；小毒治病，十去其八；无毒治病，十去其九，谷、肉、果、菜，食养尽之"，充分肯定了食物对于医疗的作用。但不是一切食物都有助于医疗，用之不当亦能为害。"有一利，必有一弊"，这也是中医药理论中的辩证特点。

四、其他禁忌

不入汤酒，指某些药物不宜作汤或酒剂应用；忌火，指某些药物不宜火制。《本草经集注·序录》中，不宜入汤酒药物有专条列举，忌火则散见于正文中。

不宜入汤酒药实际包括：不入汤亦不入酒、不入汤但入酒两大类，但后世陆续有改动。以《本草经集注·序录》"凡药不宜入汤酒者"石类17种为例，指出不入汤酒有朱砂、雄黄、云母、阳起石、矾石、硫黄、银屑、胡粉、铅丹、石灰等15种，不入汤而入酒者只有钟乳、孔公孽2种，但《真本千金方》记载朱砂（热，入汤）、石灰（入酒）。《嘉祐本草》又增阳起石、礜石、矾石、石硫黄、卤咸（盐）5 种入酒，则真正不入汤酒的只余 8 种了。贯众、蛇床子，《本草经集注》中记载都不入汤、酒，《真本千金方》则贯众入酒，《嘉祐本草》两药都入酒，实际上现代两药都入汤，不必用酒或酒浸，类似情况较多。当然，确实有些药以不宜入汤、酒为好，从现代科学认识来看，有些药物即使入汤、酒，也不会有多少溶出成分，比如云母、白垩之类。

　　《伤寒论》《金匮要略》《小品方》《刘涓子鬼遗方》以及《肘后方》等医籍方书，在诸汤、酒方中，可看到相当一部分药物属《本草经集注》的不宜入汤、酒药，初步统计达 24 种，特别是枳实，在上列诸书汤方中反复出现，而且是大、小承气汤中的主要药物。因此，不宜入汤、酒之说即使在当时，恐也只是一家之言，未必为人们普遍接受。后世发展，突破这些禁忌的更多，如以广博著称的《本草纲目》亦不再收列这一内容，但由于目前对不入汤酒的药物还没有进行认真的研究，因此，对此尚不宜做出肯定或否定的结论。

　　忌火，指入药前及入药时不能直接经火处理。忌火的药物大约有三类情况：经火后有毒，如朱砂，"初生儿便可服，因火力所变，遂能杀人（《本草衍义》）""一经火炼，饵之杀人（《炮炙大法》）"。经火后无效，如槟榔"勿经火，恐无力效，若熟使，不如不用（《雷公炮炙论》）"；玳瑁"生者入药，盖性味全也，既入汤火中，即不堪用（《本草衍义》）"；柴胡"勿令犯火，立便无效也（《雷公炮炙论》）"。未述原因者，其中一部分含有挥发油，有明显香气，如木香、丁香、沉香、茵陈蒿、香薷、白豆蔻、肉桂、菊花，但也有一部分并没明显的香气，如椇实、桑寄生、蛇含草、没食子、海金沙等，估计也同疗效变化有关。

　　忌火，可以理解为本草文献中"得火良"的对立面。"得火良"为经火制（炮制）后，效力更纯正或更好，因而忌火就意味着火制后效力不佳，故不宜火制，以免失去疗效。

主要参考书目

［1］国家中医药管理局《中华本草》编委会．中华本草．上海：上海科学技术出版社，1999.

［2］梅全喜．现代中药药理与临床应用手册．北京：中国中医药出版社，2016.

［3］叶兆伟．中药药理学．重庆：重庆大学出版社，2015.

［4］梁启军．方剂配伍分析．北京：中国中医药出版社，2015.

［5］张耕，马威，徐宏峰．常用中药毒性研究进展及应用．武汉：湖北科学技术出版社，2013.

［6］（明）李中梓．雷公炮炙药性解．北京：中国中医药出版社，1998.

［7］钟赣生．中药学．北京：中国中医药出版社，2016.

［8］郑洪新．中医基础理论．北京：中国中医药出版社，2016.

［9］周祯祥，唐德才．临床中药学．北京：中国中医药出版社，2016.